图书在版编目（CIP）数据

瑞金胸外机器人手术学/李鹤成，项捷主编. —长沙：中南大学出版社，2016.10

ISBN 978-7-5487-2520-6

Ⅰ. ①瑞… Ⅱ. ①李… ②项… Ⅲ. ①机器人技术-应用-胸部外科手术 Ⅳ. ①R655-39

中国版本图书馆 CIP 数据核字（2016）第 237063 号

AME 外科系列图书 001

瑞金胸外机器人手术学

RUI JIN XIONG WAI JI QI REN SHOU SHU XUE

李鹤成　项捷　主编

□丛书策划　汪道远　昌　兰

□责任编辑　赵伊遐　孙娟娟　李　媚

□责任校对　石曼婷

□责任印制　易建国　潘飘飘

□版式设计　胡晓艳

□出版发行　中南大学出版社

社址：长沙市麓山南路　邮编：410083

发行科电话：0731-88876770　传真：0731-88710482

□印　　装　湖南印美彩印有限公司

□开　　本　720×1000　1/16　□印张 11.25　□字数 218 千字　□插页

□版　　次　2016 年 10 月第 1 版　□ 2016 年 10 月第 1 次印刷

□书　　号　ISBN 978-7-5487-2520-6

□定　　价　120.00 元

主编介绍

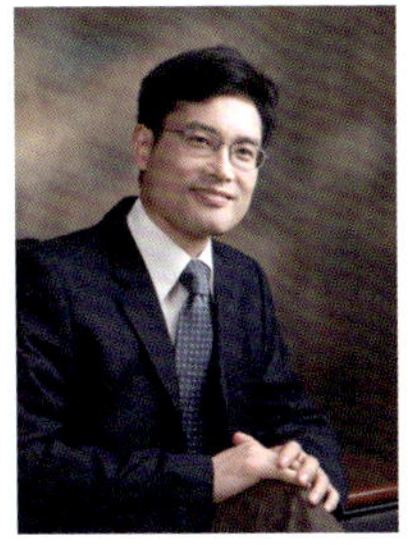

主编：李鹤成

上海交通大学医学院附属瑞金医院胸外科主任、主任医师、教授、博士师导师。上海市抗癌协会胸部肿瘤专业委员会青年学组主任委员；国际肺癌研究协会、美国胸外科医师协会、美国临床肿瘤协会、美国癌症研究协会、国际抗癌联盟、中国临床肿瘤协会、国际华人胸腔外科协会会员；任*BMC CANCER, JTD, Anti-cancer Drug, BMC COMPLEM ALTERN M,*《中华医学杂志》英文版等十余种杂志审稿人/编委；国家自然科学基金、上海市科委项目评审专家。主持多项国家自然科学基金及上海市科委基金课题。在国内外知名杂志发表肺癌、食管癌等相关论文40余篇，参与5本专著的编写。获上海市科技启明星及启明星跟踪人才计划；中国抗癌协会科技进步奖三等奖；第十七届明治生命科学奖。

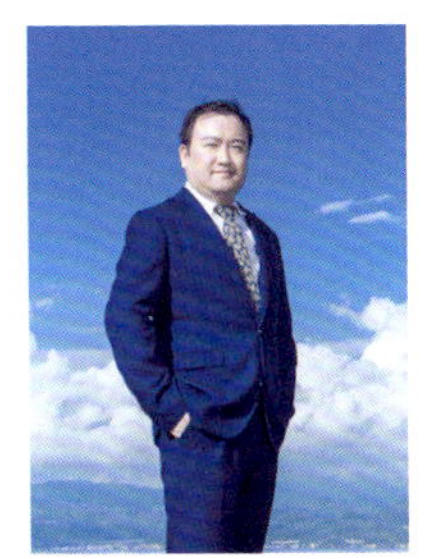

主编：项捷

上海交通大学医学院附属瑞金医院胸外科主治医师，毕业于上海第二医科大学(现为上海交通大学医学院)。中华医学会胸心血管外科分会会员；中国医师协会胸外科分会会员；上海中西医结合协会胸外科专业委员会青年委员。擅长对肺部肿瘤、食管肿瘤、纵隔肿瘤、转移性胸部肿瘤、恶性胸腔积液等常见胸部疾病采取以手术为主的综合治疗。开展各类微创胸外科手术。尤其擅长胸腔镜下施行多种手术(机器人手术、单孔肺叶段切除术、全腔镜食管癌切除术及纵隔肿瘤切除术等)。第一作者发表论著4篇，其中SCI 2篇。

编者(以姓氏笔画为序)：

王　维　上海交通大学医学院附属瑞金医院胸外科

李鹤成　上海交通大学医学院附属瑞金医院胸外科

李　洁　上海交通大学医学院附属瑞金医院胸外科

李成强　上海交通大学医学院附属瑞金医院胸外科

陈　凯　上海交通大学医学院附属瑞金医院胸外科

陈学瑜　上海交通大学医学院附属瑞金医院胸外科

陈醒狮　上海交通大学医学院附属瑞金医院胸外科

杜海磊　上海交通大学医学院附属瑞金医院胸外科

杨　溯　上海交通大学医学院附属瑞金医院胸外科

吴　晗　上海交通大学医学院附属瑞金医院胸外科

吴蓓雯　上海交通大学医学院附属瑞金医院胸外科

张亚杰　上海交通大学医学院附属瑞金医院胸外科

金润森　上海交通大学医学院附属瑞金医院胸外科

项　捷　上海交通大学医学院附属瑞金医院胸外科

胡琰霞　上海交通大学医学院附属瑞金医院胸外科

钱蒨健　上海交通大学医学院附属瑞金医院胸外科

浦佳洁　上海交通大学医学院附属瑞金医院胸外科

韩丁培　上海交通大学医学院附属瑞金医院胸外科

薛庆生　上海交通大学医学院附属瑞金医院胸外科

AME 外科系列图书序言

我们AME旗下的心胸外科杂志*Annals of Cardiothoracic Surgery*有一位来自美国罗切斯特(Rochester)的作者，他是个左撇子。在进入外科学习的初始阶段，他遇到了很大障碍，例如，术中使用剪刀和完成打结动作时，他的动作都与教科书上要求的动作相反，于是在手术台上经常“挨老师打”。

后来，他将自己的这段经历和经验总结成文，并发表在一本期刊上，希望能够帮助到与自己“同命相连”的其他外科医生。出乎意料的是，那篇文章发表之后，无数外科医生给他发邮件，向他请教和探讨左撇子医生应该如何接受外科培训，等等。后来，他认识了*Annals of Cardiothoracic Surgery*的主编Tristan D. Yan教授，恰好Tristan也是一位左撇子医生。Tristan鼓励他去做一名心脏外科医生，因为在心脏外科手术中，有一些步骤需要使用左手去完成缝合等动作。Tristan的观点是，外科医生最好左右手都训练好。

前段时间，我陪女儿第一天去幼儿园报到的时候，与幼儿园老师聊了一会，最后，老师问我们家长，有哪些需要注意的地方。我特地交待老师，千万不要将我女儿的用手习惯“矫正”了，让她保持自己的左撇子。老师很惊讶地问我为什么。

2013年12月7日，我们在南通大学附属医院举办了第二届AME学术沙龙，晚餐之后，上海市中山医院胸外科沈亚星医生带领我们几位学术沙龙委员去他的房间喝茶。酒店的电梯位于中间，出了电梯，先向左，再向左，再向左，再向左，然后，到了他的房间门口。我们一群人虽然被绕晕了，但是，还是有点清醒地发现他的房间其实就在电梯口的斜对面，顿时，哈哈大笑。他第一次进房间的时候，就是沿着这个路线走的，所以，第二次他带我们走同样的路。亚星说，其实，这就是“典型的”外科医生！

每一步手术步骤，每个手术动作，都是老师手把手带出来的，所以，很多外科医生喜欢亲切地称呼自己的老师为“师傅”。

如何才能成为一位手术大师？除了自身的悟性和勤奋之外，师傅的传授和教导应该是一个很重要的因素。犹如武林世界，各大门派，自成体系，各有优劣，这是一个不争的事实，外科界亦是如此。

于是，对于一位年轻的外科医生而言，博采众家之长，取其精华，去其糟粕，显得尤为重要。所以我们策划出版了这个系列的图书，想将国内外优秀外科团队的手术技艺、哲学思考和一些有趣的人文故事，一一传递给读者，希望能够对外科医生有一点启发和帮助。是为序。

汪道远

AME出版社社长

序（一）

随着医学理论和医疗技术的发展，以及诸多先行者孜孜不倦的探索，胸外科手术技术得到了前所未有的发展；与此同时，科技的创新与进步，也为胸外科手术带来了一次又一次的飞跃。而达芬奇机器人手术系统，正是科技进步在外科领域的尝试。

自2006年达芬奇机器人系统进入我国开始，逐渐在各大医院推广，并开始应用于普胸外科。它拥有光学放大10倍的直视下高清三维立体成像系统、720°旋转的ENDO WRIST仿真手腕，可以实现组织切割、止血、缝合等外科的基本动作，并可在有限的空间内完成手术，以减少术中创伤和减轻术后疼痛，加快术后恢复。

上海交通大学医学院附属瑞金医院胸外科是目前国内开展达芬奇机器人手术较多的单位之一，积累了较多的经验。本书结合了肺、食管及纵隔解剖的基础知识，重点讲述了使用达芬奇机器人进行普胸外科常见手术的要点和技巧，具有一定的实用性和指导性。本书图文并茂，全书用大量的图片介绍和展示解剖要点，详述各个手术的步骤及难点，描述简洁明了，通俗易懂，便于读者了解和学习。阅读此书，可以加快学习曲线，更快地掌握该系统的操作技术。

我谨向国内外同道推荐由上海交通大学医学院附属瑞金医院李鹤成教授等主编的这本《瑞金胸外机器人手术学》，希望大家阅读此书能有所裨益。

赫捷
中国医学科学院肿瘤医院
中国科学院院士

序（二）

“微创 (Minimal invasive)”，顾名思义是指相对传统创伤而言更小的创伤，这一直是外科学追求的境界。外科学历来都是沿着维护和恢复人体生理机能的方向发展的，外科医生都明白：用外科手术治疗疾病，手术本身带来的创伤应小于疾病本身的创伤，这样才符合“有利原则”，在此基础上进一步减少手术本身的创伤则会对患者更为有益。20 世纪后期腔镜的出现使得微创外科的观念迅速建立并广泛传播，外科微创化得以进入实践。经过近 30 余年的发展，胸外科也早已进入“全胸腔镜”时代，微创胸外科手术技术也日臻成熟。

与此同时，现代科技和工业发展也促使外科手术方式不断革新，衍生出一些新型微创技术。21世纪初期，美国Intuitive Surgical公司研发出了达芬奇手术机器人系统。这一被列入“近50年十项医学伟大发明”的创举，将外科医生彻底从手术台上解放出来，其更清晰放大的视野和更精准灵活的操作也大大提高了胸部疾病的外科治疗水平。如果说微创外科是将光电技术、生物工程技术和材料科学等现代高科技成果融于传统外科手术技巧之中的成功典范，那么机器人手术则是将现代远程信息技术和智能化工程技术与微创外科技术有机结合的匠心之作。前者缩小了外科介入对患者的创伤，后者则是手术模式和理念的变革！

这本《瑞金胸外机器人手术学》，几乎覆盖了当前所有的主流胸部外科疾病的手术操作，凝结了瑞金医院机器人胸外科团队数百例手术的经验，图文并茂，实用性强。受限于手术设备的数量，胸外科机器人手术在我国尚未全面普及，但在未来十年间一定会得到加速发展。正所谓“他山之石，可以攻玉”，相信此书将为我国微创胸外科尤其是机器人胸外科领域提供一定的借鉴和指导。我衷心地希望，能与各位同仁一道，将中国的胸外科事业推向更高的境界。

李鹤成
上海交通大学医学院附属瑞金医院胸外科
2016年9月

目 录

第一章　机器人手术在胸外科应用现状

摘要：达芬奇机器人辅助外科手术系统作为目前微创外科领域最先进的技术，已经在越来越多的领域得到广泛应用。我国机器人外科起步较晚，在胸外科的应用也尚属于学习成长期，本文通过对国内外相关文献的综合分析，介绍了达芬奇机器人辅助外科手术系统在各个领域的应用现状，就达芬奇机器人相对于传统开胸手术及胸腔镜手术的优势及不足进行了客观评价，展示了达芬奇机器人辅助外科手术系统在胸外科的广阔发展前景。

关键词：达芬奇机器人辅助外科手术系统；微创手术；肺；食管；纵隔

外科手术自诞生以来已经经历了巨大的演变，从最初的大切口开放手术到小切口开放手术，再到20世纪80年代腔镜技术的出现，使得外科手术进入了微创时代。相对于传统手术方式，微创手术具有可以减少患者的创伤与痛苦、缩短恢复时间、减少术后并发症的发生等优点[1]。

胸部微创外科是近年来胸外科最重要的热点之一，胸腔镜微创手术在我国已经发展了20余年，目前已经具备了较为成熟的技术，安全性也已经得到了广泛认可，已被公认为是目前普胸外科微创手术的最佳选择，并被NCCN指南推荐作为肺癌根治术的首选手术方式[2]。然而，腔镜在降低患者手术创伤、减少患者住院时间、使患者恢复加快的同时也遇到了一系列发展瓶颈，如二维景深、手术视野不够；胸腔镜为长刚性器械，灵活度有限，尤其是完成缝合打结等操作困难等。在这种背景下，达芬奇机器人辅助外科手术系统应运而生。

早在500年前，15世纪欧洲最伟大的艺术家、发明家列奥纳多·达芬奇，就在图纸上设计出了仿人型机器人。20世纪90年代Intuitive公司以达芬奇设计出的机器人为基础，将最先进的太空遥控机器手臂技术转化为临床应用，研制出了医疗手术机器人，并将此命名为达芬奇手术机器人。2000年6月，Da Vinci外科手术系统成为了FDA批准的第一个用于腔镜手术的自动控制机械系统[3]。

达芬奇机器人系统由医生控制台、床旁手术机械臂系统及成像系统3部分组成(图1)。它完全颠覆了主刀医生必须亲自通过手术器械直接在患者身上操作的传统，使主刀医生可以“远离”患者，坐在控制台前，舒适地操纵机器人机械臂为患者手术。达芬奇机器人手术系统无疑是继腔镜手术之后微创手术的又一飞跃，瑞金医院率先在全国开展了达芬奇机器人胸部肿瘤手术，目前已经积累了一定的经验。

1　达芬奇机器人手术系统的功能优势

与传统微创手术系统相比，达芬奇机器人可以有效地滤除人手的自然震颤，提高稳定性，它还拥有光学放大10倍的直视下高清三维立体成像系统[4]，图像和操控器械在同一方向，符合自然的手眼协调，可以实现精确的组织切割、止血、缝合等外科的基本动作。另外，多关节器械臂、360°旋转的ENDO WRIST仿真手腕器械具有比人手腕更灵活的7个自由度，可以使主刀医生操作时如开放手术般灵活自如，术中，主刀医生一人即可完成调整镜头及所需视野从而完成手术操作[5]。从患者角度来看，达芬奇机器人手术系统可以使手术更加精准、减轻术中创伤及术后疼痛，使患者术后恢复得更快，最终实现主刀医生为患者进行精准、灵活、微创手术的目的。达芬奇机器人手术系统最大的创新性还在于使未来的远程操作成为可能。

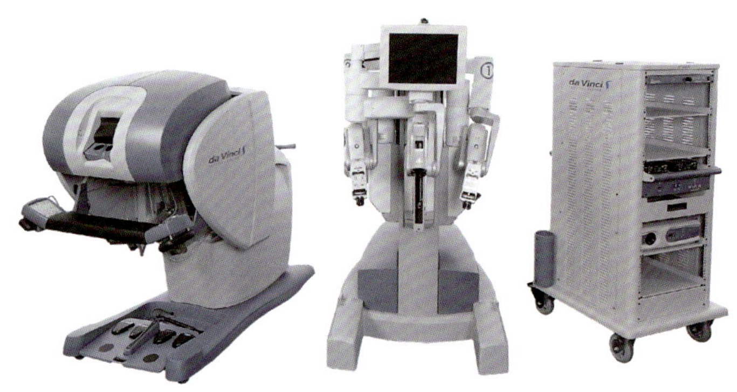

图1　达芬奇机器人手术系统的组成

2 达芬奇机器人手术系统在胸外科的应用

达芬奇机器人手术系统在胸外科的应用于2001年3月被美国FDA批准，2006年12月达芬奇机器人手术系统进入国内[4-6]，相继在越来越多的大型医院开展。目前，国内普胸外科应用达芬奇机器人手术系统可以完成的手术术式包括：肺叶切除术、肺段切除术、肺大泡切除术、食管癌根治术、前后纵隔肿瘤切除术、全胸腺切除及前纵隔脂肪清除术、膈肌裂孔修补术、贲门基层切开术及淋巴结清除术等。

2.1 应用条件

2.1.1 严格的手术适应证

达芬奇机器人手术的应用应该严格遵循手术适应证，而不能盲目刻意追求超出手术适应证的高难度手术。因此，术前应该对患者进行各方面的充分评估，一切以患者受益为第一原则，避免因超长时间手术及麻醉药物的应用给患者带来不必要的损伤。

2.1.2 熟练默契的团队配合

每一台成功的达芬奇机器人手术都离不开默契的团队配合，从技术娴熟的主刀医生、经验丰富的麻醉师到优秀的术后护理团队，所有人的共同配合才保证了手术的高效性、安全性和彻底性，从而使得患者能够快速康复并获益。

2.1.3 灵活果断的应变能力

尽管术前经过了完善的评估，术中有着谨慎的操作，偶尔在术中还是会出现患者的病情超出预想及手术适应证的情况，此时需要术者有敏锐果断的判断力，以决定是否继续手术或是更换术式。

2.2 肺部手术

达芬奇机器人行肺癌肺叶切除、淋巴结清除术的手术难度大，是胸外机器人手术中非常具有挑战性的手术，一般认为术者需要有熟练的常规开胸行肺叶切除的技术，以及熟练的应用电视胸腔镜实施完全VATS下肺叶切除的技术[14]。胸外科医生一般会选择比较小的早期肺部肿瘤来实施达芬奇机器人手术，不断积累经验。如果瘤体大，与血管粘连紧密不可分，要及时转为开放手术以保证患者安全。早在2000年，Okada等[7]便采用声控机器人伊索(AESOP)与自动牵引系统成功完成了右肺中叶切除手术与纵隔淋巴结清扫。此后，“伊索(AESOP)”机器人被达芬奇机器人取代。2002年Melfi等[8]采用达芬奇手术机肌切开术、食管裂孔疝修补术、膈疝修补术、食管支气管瘘修补术等，如Tolboom[41]的一篇报道显示，机器人在原发性食管裂孔疝及食管反流手术方面无明显优势，但是在二次手术或巨大的原发性食管裂孔疝手术方面具有优势。大部分的报道都是在机器人手术系统安装后早期开展且以零散报道为主，其主要目的是熟悉机器使用与手术流程。

2.6 缺陷与不足

当前达芬奇系统在微创外科手术机器人技术领域的垄断地位十分稳固。尽管达芬奇系统还在不断进行改进，但是仍然存在一些尚未克服的技术缺陷，其中最主要的是机械手指缺乏压力触觉反馈[42]，术者无法判断组织的质地、弹性、有无血管搏动等，对重要器官相互关系的判断及血管游离过程有一定的限制。其次，达芬奇系统结构复杂，加上体积庞大，需配置专门的手术室及维护人员，术前准备及术中更换器械等操作耗时较长[43]。目前，机器人手术在儿童手术中的应用仍然存在争议，Cundy等[44-45]的研究认为，随着机器人手术技术的发展，在不久的将来，针对特定人群尤其是儿童的机器人手术系统有可能被开发投入使用。此外，机器及耗材价格昂贵，这也是限制达芬奇机器人在国内推广的原因。

3 达芬奇机器人手术系统在胸外科的展望

微创是外科手术的发展趋势，达芬奇机器人手术系统作为微创技术的较高阶段精确微创技术的代表，体现了对治疗疾病的精确微创化的不懈追求。经本研究分析，较已成熟的胸腔镜技术，机器人技术在减少误损伤、降低手术并发症、术后快速恢复方面具有优势，值得在有条件的医院进行推广，且具有比较好的发展和应用前景，未来极有可能出现更为轻型化、小型化的具有力反馈的达芬奇系统。此外，Intuitive Surgical公司还在研发集成化程度非常高、体积非常微小的单孔手术机器人，未来极有可能取得一定的技术突破。随着产品产量增加、国产化的实现，普及使用以后的费用问题也必定会得到完全解决。相信在不远的将来，机器人手术系统手术技术一定会在我国普及。

参考文献

[1] McKenna RJ Jr, Houck W, Fuller CB. Video-assisted thoracic surgery lobectomy: experience with 1,100 cases[J]. Ann Thorac Surg. 2006, 81(2): 421-425; discussion 425-426.

[2] Detterbeck FC, Lewis SZ, Diekemper R, et al. Executive Summary: Diagnosis and management of lung cancer, 3rd ed: American College of Chest Physicians evidence-based clinical practice guidelines[J]. Chest. 2013, 143(5 Suppl): 7S-37S.

[3] Palep JH. Robotic assisted minimally invasive surgery[J]. Journal of Minimal Access Surgery, 2009, 5(1): 1-7.

[4] Byrn JC, Schluender S, Divino CM, et al. Three-dimensional imaging improves surgical performance for both novice and experienced operators using the da Vinci Robot System[J]. Am J Surg, 2007, 193(4): 519-522.

[5] 陈秀. 达芬奇手术机器人在胸外科的应用[J]. 中华腔镜外科杂志：电子版, 2010, 3(4): 3-6.

[6] Bodner J, Wykypiel H, Greiner A, et al. Early experience with robot-assisted surgery for mediastinal masses.[J]. Ann Thorac Surg, 2004, 78(1): 259-265; discussion 265-266.

[7] Okada S, Tanaba Y, Sugawara H, et al. Thoracoscopic major lung resection for primary lung cancer by a single surgeon with a voice-controlled robot and an instrument retraction system.[J]. J Thorac Cardiovasc Surg. 2000, 120(2): 414-415.

[8] Melfi FM, Menconi GF, Mariani AM, et al. Early experience with robotic technology for thoracoscopic surgery[J]. Eur J Cardiothorac Surg, 2002, 21(5): 864-868.

[9] Park BJ. Robotic lobectomy for non-small cell lung cancer: long-term oncologic results[J]. Thorac Surg Clin, 2014, 24(2): 157-162.

[10] Hartwig MG, D'Amico TA. Thoracoscopic lobectomy: the gold standard for early-stage lung cancer?[J]. Ann Thorac Surg, 2010, 89(6): S2098-S2101.

[11] Pardolesi A, Park B, Petrella F, et al. Robotic anatomic segmentectomy of the lung: technical aspects and initial results[J]. Ann Thorac Surg, 2012, 94(3): 929-934.

[12] Schmid T, Augustin F, Kainz G, et al. Hybrid video-assisted thoracic surgery-robotic minimally invasive right upper lobe sleeve lobectomy[J]. Ann Thorac Surg, 2011, 91(6): 1961-1965.

[13] 易俊, 董国华, 许飚, 等. 达芬奇-S外科手术辅助系统在普胸外科的应用[J]. 医学研究生学报, 2011, 24(7): 696-699.

[14] 王述民, 许世广, 童向东, 等. 机器人肺叶切除术治疗非小细胞肺癌[J]. 中国胸心血管外科临床杂志, 2013, 20(3): 308-311.

[15] Brooks P. Robotic-Assisted Thoracic Surgery for Early-Stage Lung Cancer: A Review[J]. AORN J, 2015, 102(1): 40-49.

[16] Park BJ. Robotic lobectomy for non-small cell lung cancer(NSCLC): Multi-center registry study of long-term oncologic results[J]. Ann Cardiothorac Surg, 2012, 1(1): 24-26.

[17] Mahieu J, Rinieri P, Bubenheim M, et al. Robot-Assisted Thoracoscopic Surgery versus Video-Assisted Thoracoscopic Surgery for Lung Lobectomy: Can a Robotic Approach Improve Short-Term Outcomes and Operative Safety?[J]. Thorac Cardiovasc Surg, 2016, 64(4): 354-362.

[18] Adams RD, Bolton WD, Stephenson JE, et al. Initial multicenter community robotic lobectomy experience: comparisons to a national database[J]. Ann Thorac Surg, 2014, 97(6): 1893-1898; discussion 1899-1900.

[19] Swanson SJ, Miller DL, McKenna RJ Jr, et al. Comparing robot-assisted thoracic surgical lobectomy with conventional video-assisted thoracic surgical lobectomy and wedge resection: results from a multihospital database (Premier)[J]. J Thorac Cardiovasc Surg, 2014, 147(3): 929-937.

[20] Horgan S, Berger RA, Elli EF, et al. Robotic-assisted minimally invasive transhiatal esophagectomy.[J]. Am Surg, 2003, 69(7): 624-626.

[21] Kernstine KH, DeArmond DT, Karimi M, et al. The robotic, 2-stage, 3-field esophagolymphadenectomy[J]. J Thorac Cardiovasc Surg, 2004, 127(6): 1847-1849.

[22] Petri R, Zuccolo M, Brizzolari M, et al. Minimally invasive esophagectomy: thoracoscopic esophageal mobilization for esophageal cancer with the patient in prone position[J]. Surg Endosc, 2012, 26(4): 1102-1107.

[23] Ishikawa N, Kawaguchi M, Inaki N, et al. Robot-assisted thoracoscopic hybrid esophagectomy in the semi-prone position under pneumothorax[J]. Artif Organs, 2013, 37(6): 576-580.

[24] Dunn DH, Johnson EM, Morphew JA, et al. Robot-assisted transhiatal esophagectomy: a 3-year single-center experience[J]. Dis Esophagus, 2013, 26(2): 159-166.

[25] Mori K, Yamagata Y, Aikou S, et al. Short-term outcomes of robotic radical esophagectomy for esophageal cancer by a nontransthoracic approach compared with conventional transthoracic surgery[J]. Dis Esophagus, 2016, 29(5): 429-434.

[26] Mori K, Yamagata Y, Wada I, et al. Robotic-assisted totally transhiatal lymphadenectomy in the middle mediastinum for esophageal cancer[J]. J Robot Surg. 2013, 7(4): 385-387.

[27] Park SY, Kim DJ, Yu WS, et al. Robot-assisted thoracoscopic esophagectomy with extensive mediastinal lymphadenectomy: experience with 114 consecutive patients with intrathoracic esophageal cancer[J]. Dis Esophagus, 2016, 29(4): 326-332.

[28] 陈秀,韩冰,郭巍,等. 机器人胸腺和胸腺瘤切除术[J]. 中华腔镜外科杂志(电子版), 2011,04(4): 37-39.

[29] 王述民,李博,许世广,等. 达芬奇机器人在胸腺扩大切除术治疗 I 型重症肌无力的应用[J]. 中国胸心血管外科临床杂志,2013,20(6): 679-682.

[30] Yoshino I, Hashizume M, Shimada M, et al. Video-assisted thoracoscopic extirpation of a posterior mediastinal mass using the da Vinci computer enhanced surgical system[J]. Ann Thorac Surg, 2002, 74(4): 1235-1237.

[31] 黄佳,罗清泉,赵晓菁,等. 胸腺瘤切除术中机器人辅助胸腔镜技术的应用[J]. 肿瘤, 2009,29(8): 796-798.

[32] Bodner J, Wykypiel H, Wetscher G, et al. First experiences with the da Vincie operating robot in thoracic surgeryq[J]. Eur J Cardiothorac Surg, 2004, 25(5): 844-851.

[33] Bodner JC, Zitt M, Ott H, et al. Robotic-assisted thoracoscopic surgery (RATS) for benign and malignant esophageal tumors[J]. Annals of Thoracic Surgery, 2005, 80(4): 1202-1206.

[34] Seong YW, Kang CH, Choi JW, et al. Early clinical outcomes of robot-assisted surgery for anterior mediastinal mass: Its superiority over a conventional sternotomy approach evaluated by propensity score matching[J]. Eur J Cardiothorac Surg, 2014, 45(3): e68-e73; discussion e73.

[35] 丁仁泉,童向东,许世广,等. 达芬奇机器人手术系统与电视胸腔镜在胸内纵隔疾病手术治疗中的对比研究[J]. 中国肺癌杂志,2014,17(7): 557-562.

[36] Kajiwara N, Kakihana M, Kawate N, et al. Appropriate set-up of the da Vinci® Surgical System in relation to the location of anterior and middle mediastinal tumors. Interact Cardiovasc Thorac Surg. 2011, 12(2): 112-116.

[37] 许世广，王述民. 浅谈达芬奇机器人手术500例体会[J]. 中国胸心血管外科临床杂志，2015，(10)：895-900.

[38] Augustin F，Schmid T，Sieb M，et al. Video-assisted thoracoscopic surgery versus robotic-assisted thoracoscopic surgery thymectomy.[J]. Ann Thorac Surg，2008，85(2)：S768-S771.

[39] Rea F，Marulli G，Bortolotti L，et al. Experience with the "da Vinci"robotic system for thymectomy in patients with myasthenia gravis: report of 33 cases[J]. Ann Thorac Surg，2006，81(2)：455-459.

[40] Cakar F，Werner P，Augustin F，et al. A comparison of outcomes after robotic open extended thymectomy for myasthenia gravis[J]. Eur J Cardiothorac Surg，2007，31(3)：501-504.

[41] Tolboom RC，Broeders IA，Draaisma WA. Robot-assisted laparoscopic hiatal hernia and antireflux surgery[J]. J Surg Oncol，2015，112(3)：266-270.

[42] Reiley CE，Akinbiyi T，Burschka D，et al. Effects of visual force feedback on robot-assisted surgical task performance[J]. J Thorac Cardiovasc Surg，2008，135(1)：196-202.

[43] Lee BE，Korst RJ，Kletsman E，et al. Transitioning from video-assisted thoracic surgical lobectomy to robotics for lung cancer: are there outcomes advantages?[J]. J Thorac Cardiovasc Surg，2014，147(2)：724-729.

[44] Cundy TP，Marcus HJ，Hughes-Hallett A，et al. Robotic surgery in children: adopt now，await，or dismiss?[J] Pediatr Surg Int. 2015，31(12):1119-1125.

[45] Cundy TP，Shetty K，Clark J，et al. The first decade of robotic surgery in children[J]. J Pediatr Surg，2013，48(4)：858-865.

(李鹤成，吴晗)

第二章　机器人辅助右肺下叶切除术

1　临床资料

1.1　简要病史

患者，女性，61岁，因“体检发现右肺下叶占位”入院。既往无吸烟史，有慢性阻塞性肺疾病病史。在医院行CT检查时发现右下肺占位，可见胸膜牵拉征(图1)。患者遂入住我院胸外科。

1.2　检查资料

穿刺活检的病理检查结果提示腺癌，气管镜检查未见管腔内新生物。术前PET/CT及头颅MRI未见明显远处转移。肺功能、超声心动图、血常规、肝肾功能等均在正常范围。全身浅表淋巴结未及肿大。术前分期为cT1N0M0。

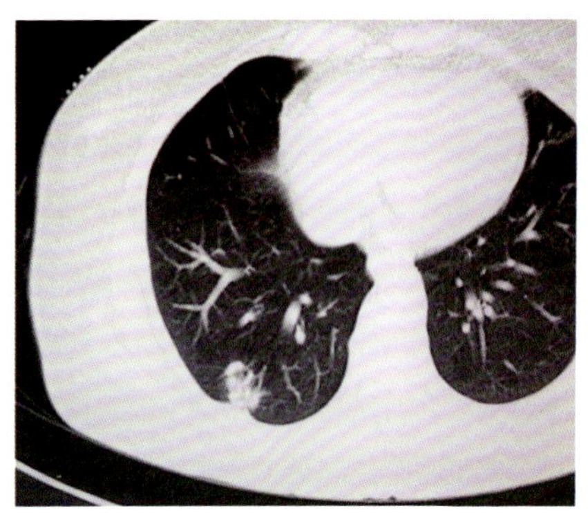

图1　胸部CT提示右肺下叶占位，大小为2.3 cm × 1.9 cm

2 操作步骤

2.1 麻醉与体位

采用常规静脉+复合麻醉，双腔气管插管后单肺通气。然后将患者置于左侧卧位，患侧手臂向前上方伸展，再将手术床腰桥抬高，略高于臀部，呈折刀状卧位(图2)。

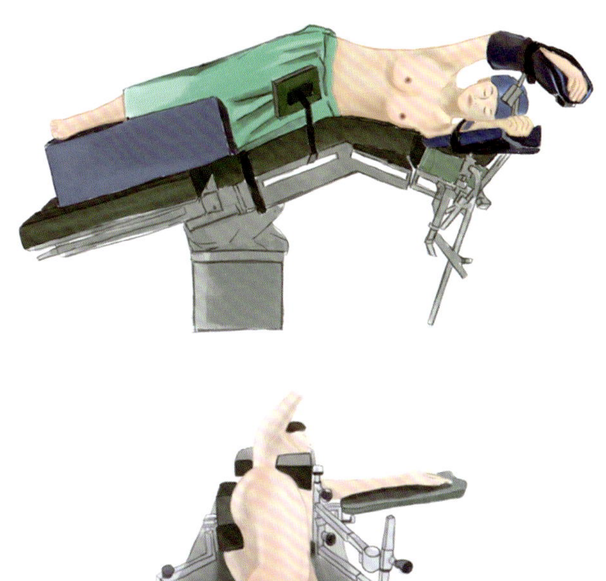

图2 折刀状卧位

2.2 孔位

第8肋间腋中线12 mm trocar置入30°镜，第5肋间腋前线置入8 mm trocar放置第一臂，腋后线第8肋间放置第二臂，第8肋间脊柱上2 cm置入8 mm trocar放置第三臂，第7肋间近肋弓处放置12 mm trocar作辅助孔(图3)。

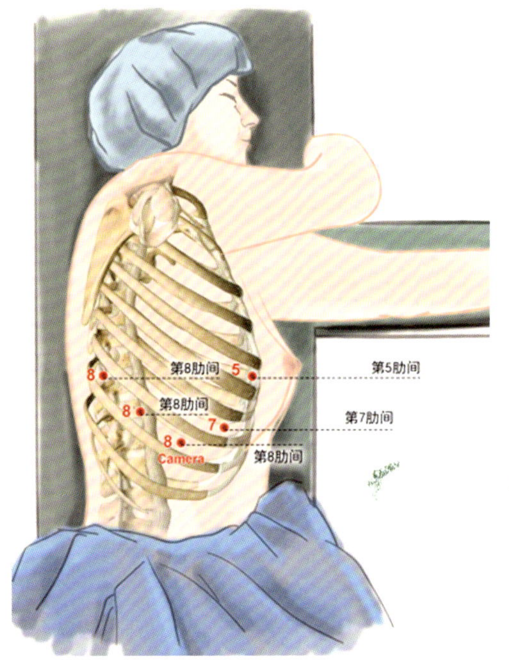

图3　手术孔位(第5、7、8、8、8肋间)

2.3　连接机器人操作臂

机器人操作臂经手术床正上方连接，1号臂置入电凝钩，2号臂置入双极电凝抓钳，3号臂置入CADIERE抓钳，辅助孔内置入12 mm Trocar。同时注入CO_2气体。

2.4　手术过程(图4~图22)

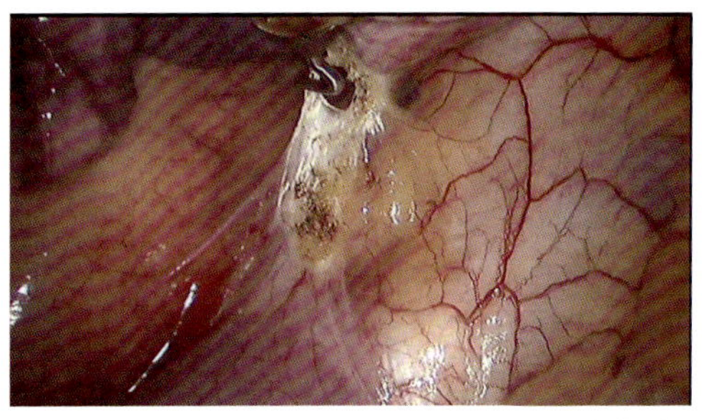

图4　用电凝钩切开右下肺韧带直至右下肺静脉

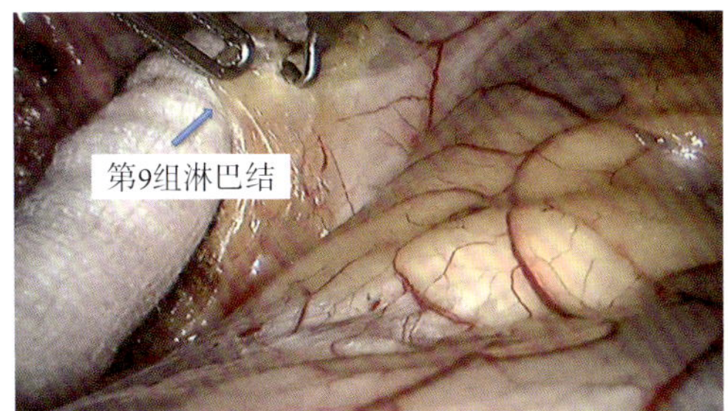

图5　清扫右下肺韧带淋巴结

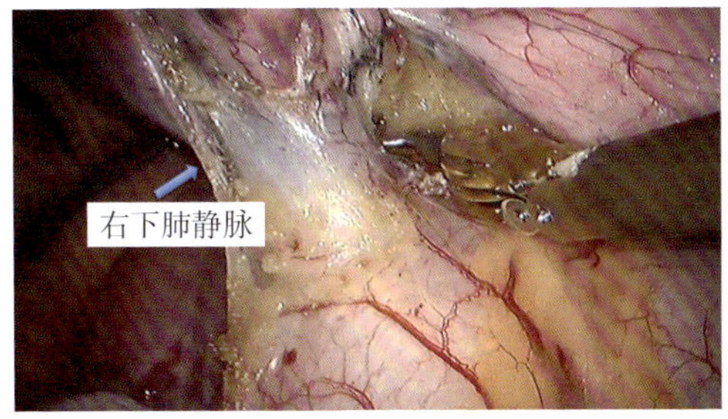

图6　暴露右下肺静脉

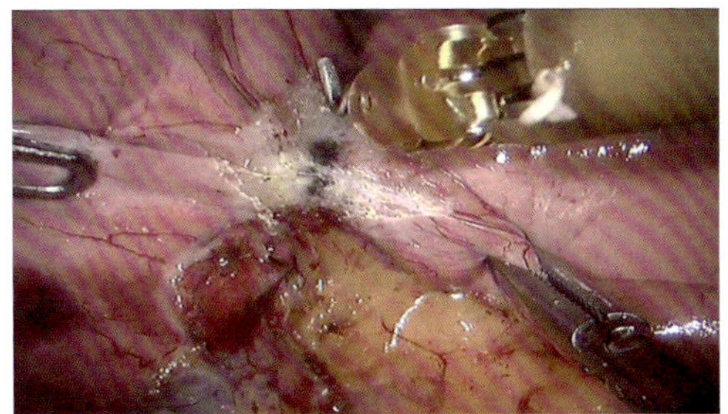

图7　用电凝钩切开肺叶间裂

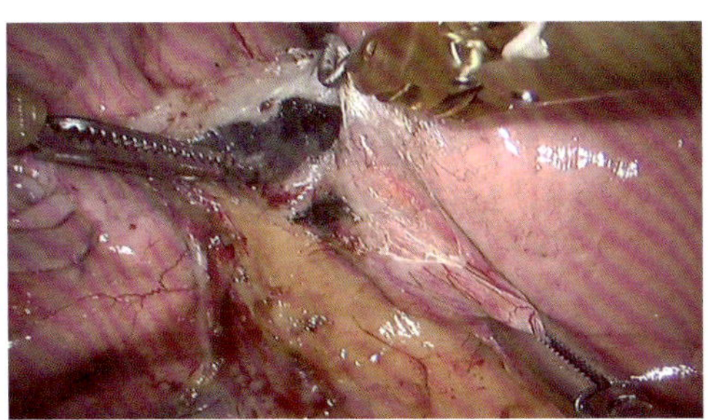

图8　清扫肺叶间淋巴结

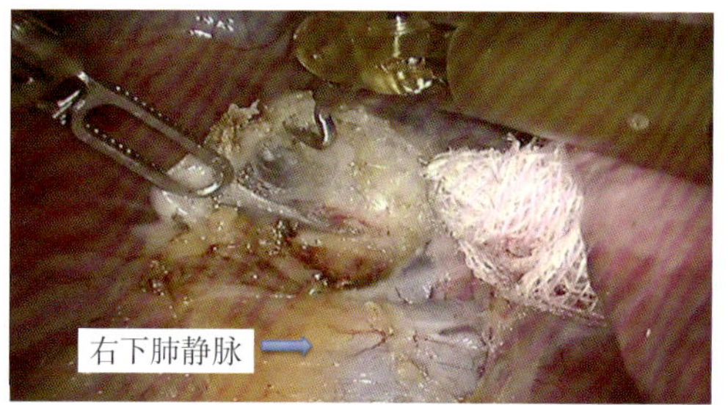

图9 将肺叶向前方牵拉，用电凝钩切开后纵隔胸膜

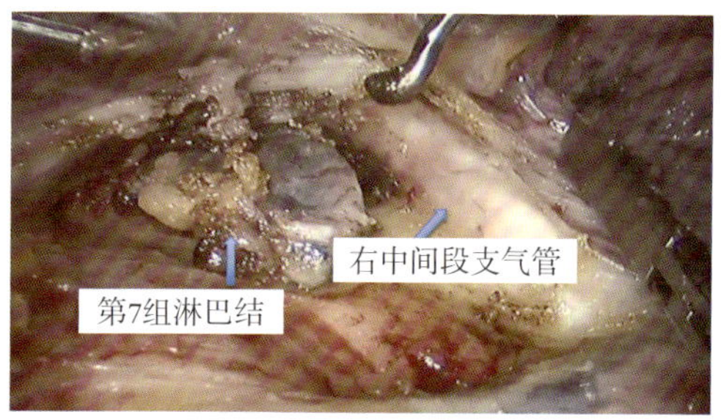

图10 暴露并清扫隆突下淋巴结

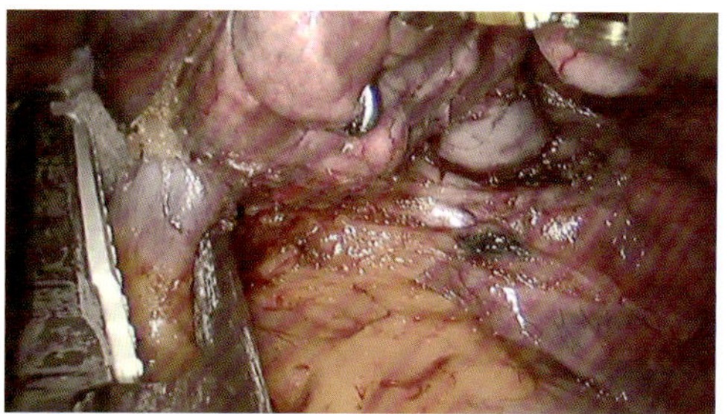

图11 用EndoGia切断右下肺静脉

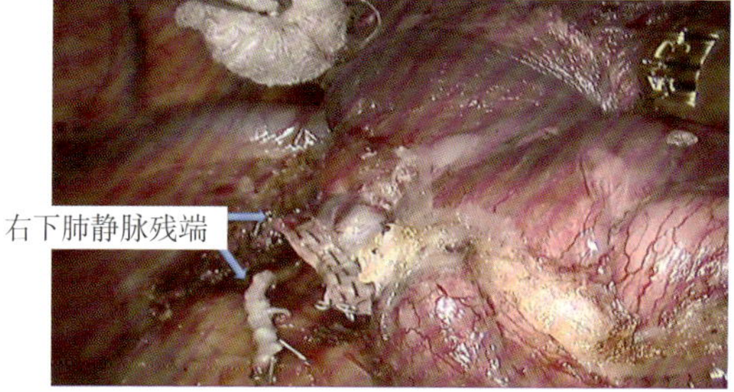

图12 已切断的右下肺静脉

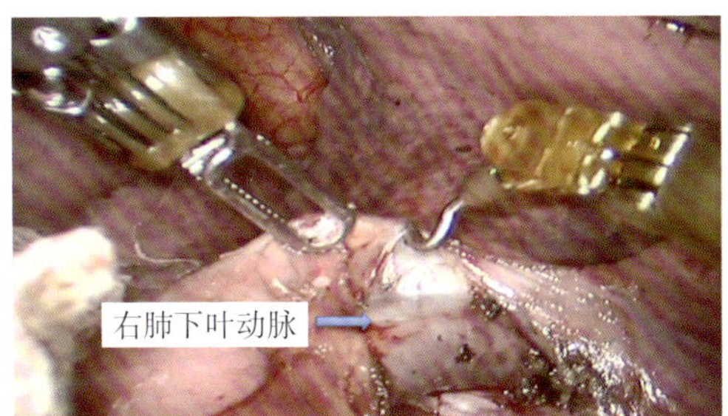

图13　分离解剖出右肺下叶动脉

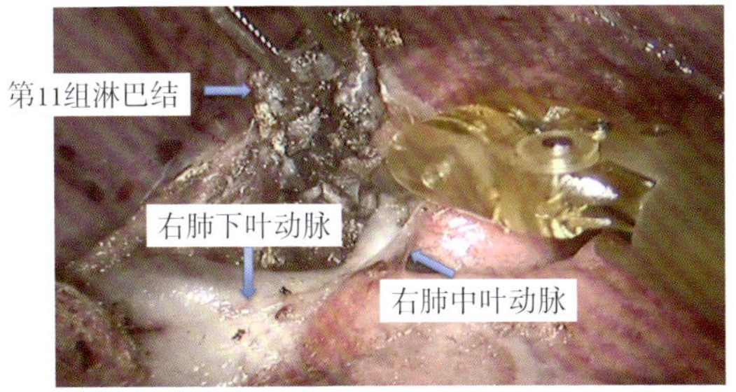

图14　清扫肺叶间淋巴结

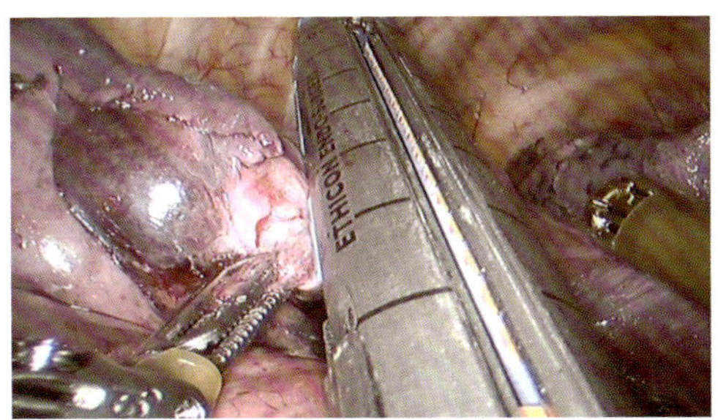

图15　用直线切割器吻合器切开斜裂

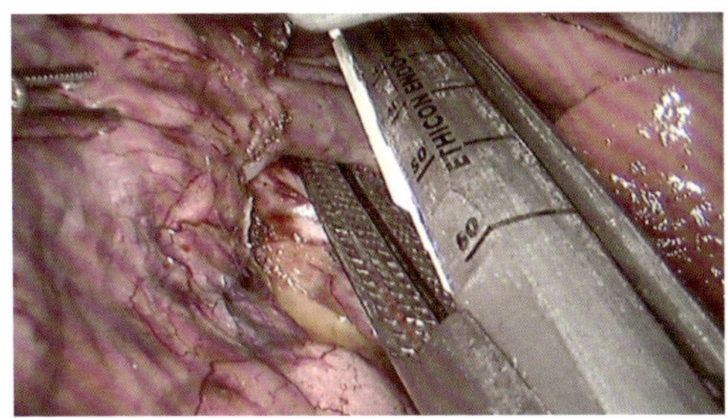

图16　切断右肺下叶动脉

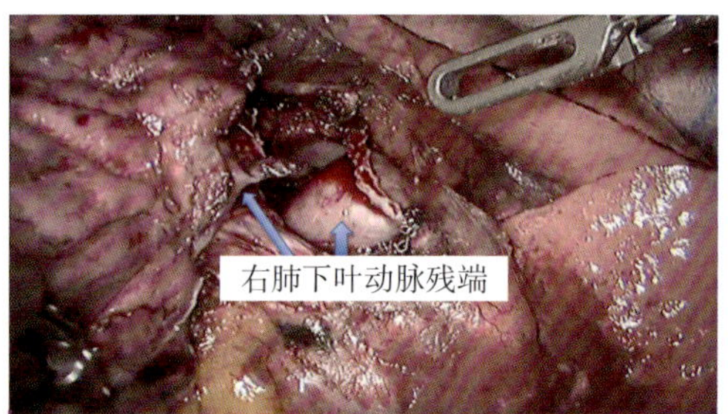

图17 已切断的右下肺动脉

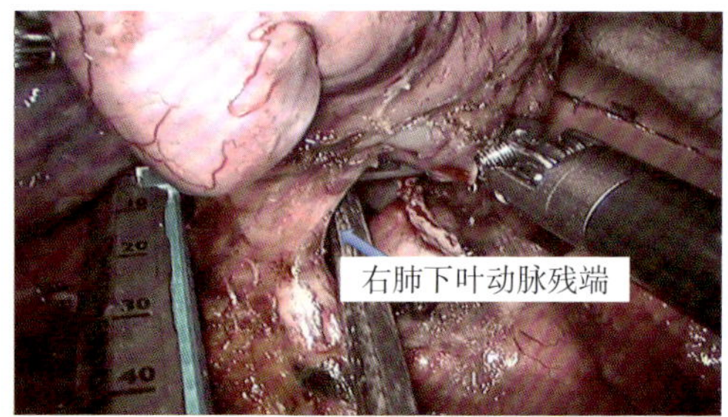

图18 用EndoGia切断右肺下叶支气管，取出患肺

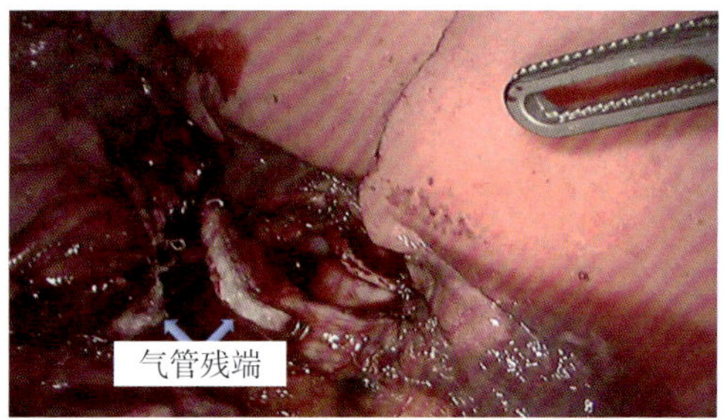

图19 已切断的右下肺支气管

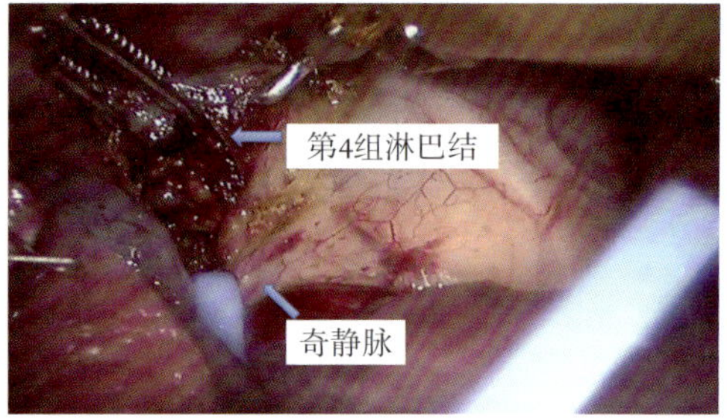

图20 向下牵拉奇静脉，暴露并清扫气管旁淋巴结

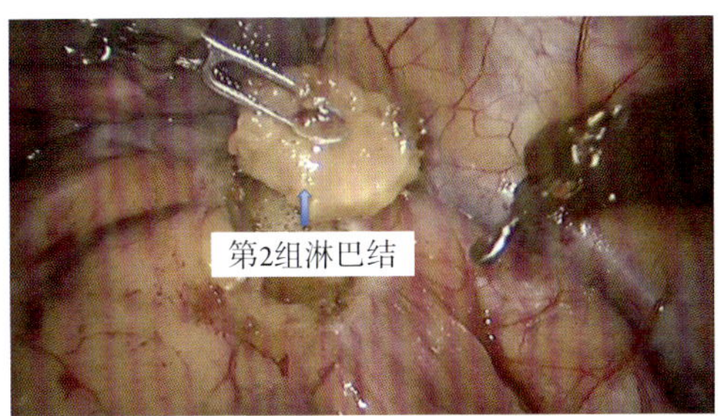

图21　清扫气管前淋巴结

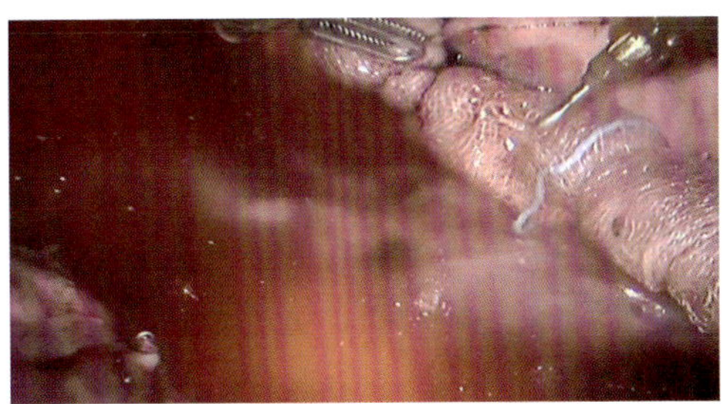

图22　胸腔内注入生理盐水，鼓肺后未见气体逸出，仔细止血，放置胸引管，并关胸

3　术后情况

术后常规给予抗炎、化痰等对症治疗，术后第2天拔除胸管，术后第6天出院。住院期间无任何相关并发症。术后病理诊断证实为腺癌，病理分期为T1aN0M0。

4　讨论

目前我中心多采用3臂或4臂机器人手术。当患者体型较小时，为减少机械臂之间的相互干扰，3臂法可能更为适用。但近年来的研究认为4臂法可以在胸腔内更好地观察、暴露术野。所以，合理地制定切口位置对手术操作非常重要。Nakamura等[1]认为切口间距离为9 cm时可以有效地减少各机械臂之间的干扰。而我们的实践经验也表明，8~10 cm是较为合适的切口间距；此外，有报道Cerfolio等将所有切口置于第7肋间并成功实施肺叶切除[2-3]，而这一方法也被认为可用于所有不同肺叶的切除[1]。

声明

作者声明无任何利益冲突。

参考文献

[1] Nakamura H, Taniguchi Y. Robot-assisted thoracoscopic surgery: current status and prospects[J]. Gen Thorac Cardiovasc Surg, 2013, 61(3): 127-132.

[2] Cerfolio RJ, Bryant AS, Skylizard L, et al. Initial consecutive experience of completely portal robotic pulmonary resection with 4 arms[J]. J Thorac Cardiovasc Surg, 2011, 142(4): 740-746.

[3] Cerfolio RJ, Bryant AS, Minnich DJ. Starting a robotic program in general thoracic surgery: why, how, and lessons learned[J]. Ann Thorac Surg, 2011, 91(6): 1729-1736; discussion 1736-1737.

(杨溯，李鹤成)

瑞金胸外机器人手术学 AME Publishing Company

机器人辅助右肺下叶切除术

http://kysj.amegroups.com/articles/4797

扫码在线观看手术视频

第三章　机器人辅助右肺中叶切除术

1　临床资料

1.1　简要病史

患者，男性，48岁，1年前常规体检时行胸部CT发现右肺中叶内侧段磨玻璃影(GGO)。无胸闷气促、咳嗽咳痰等不适，嘱其定期随访。1个月前复查胸部CT示(图1)：右中肺见长径约1.1 cm椭圆形毛玻璃结节影，边界清晰，无明显分叶及毛刺，内无空泡；两肺门区未见异常；纵隔内未见异常增大的淋巴结。患者否认烟酒嗜好及相关家族史，一般情况良好，胃纳、睡眠、大小便等均正常，体重无明显变化。为求进一步治疗入院。

1.2　入院检查

入院时行全身体格检查未见明显异常，颈部、锁骨下、腋窝等处未触及肿大淋巴结。腹部B超、骨扫描及头颅MRI未见远处转移。心电图、心脏彩超、肺功能等正常。血常规、肝肾功能、血气分析等实验室检查均正常。PET/CT示：右肺中叶结节代谢略增高。

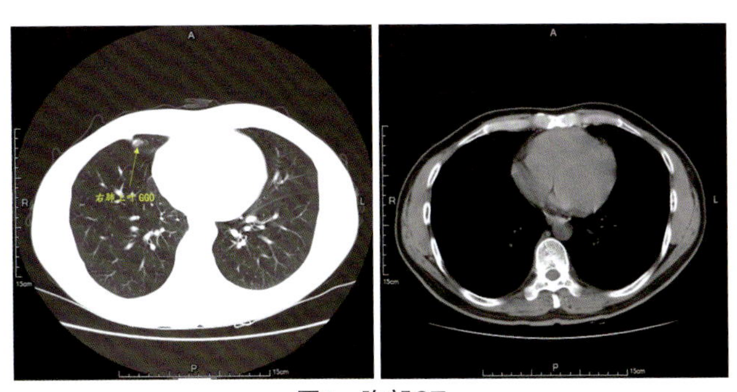

图1　胸部CT

1.3 术前准备

根据影像学检查结果，“右肺中叶占位性病变”诊断成立，结合PET/CT结果，考虑恶性可能较大。由于病变位于右肺中叶内侧段，较靠近肺门，无法行肺段切除或肺楔形切除术，故经术前讨论并与患者及家属商议后，决定行达芬奇机器人辅助右肺中叶切除术。

患者为中年男性，一般情况好，无基础疾病，且无烟酒嗜好，因此术前准备较为简单。向其适当介绍病情和手术方法，以及术后可能出现的情况；嘱其练习在床上大小便；教会其锻炼肺功能和有效的咳嗽咳痰方法；手术前一晚21点后常规禁饮禁食。

2 操作步骤

2.1 麻醉和体位(图2)

患者取仰卧位，采用静吸复合全身麻醉，麻醉满意后给予双腔气管插管，建立左肺单侧通气。随后取左侧卧位，双臂向前伸展，叠放于托手架上，以充分暴露手术区域，并在左侧腋窝下加放软垫抬高胸部，用挡板及约束带固定后，手术台向患者背侧旋转约20°。

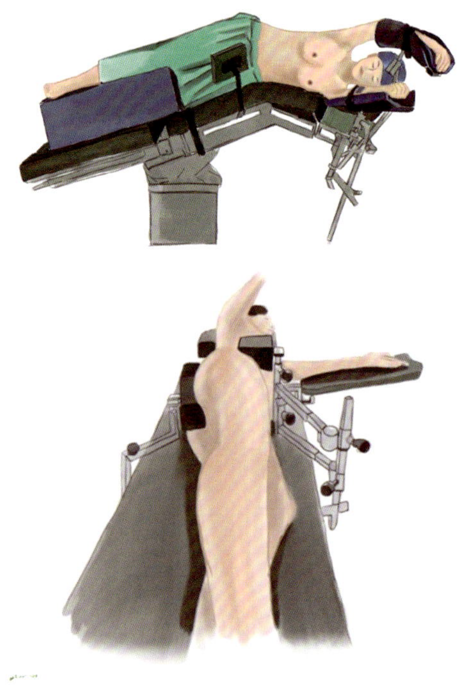

图2 折刀位

2.2 孔位(图3)

第8肋间腋中线12 mm trocar置入30°镜，第5肋间腋前线置入8 mm trocar放置第一臂，腋后线第8肋间放置第二臂，第8肋间脊柱上2 cm置入8 mm trocar放置第三臂，第7肋间近肋弓处放置12 mm trocar作辅助孔。

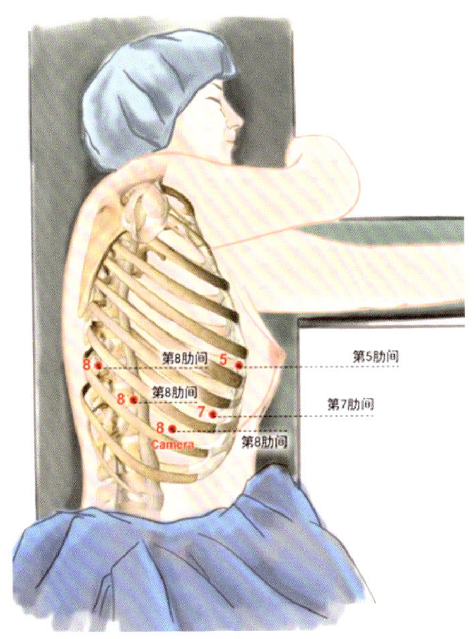

图3 手术孔位 (第5、7、8、8、8肋间)

2.3 连接机器人操作臂

机器人操作臂经手术床正上方连接，1号臂置入电凝钩，2号臂置入双极电凝抓钳，3号臂置入CADIERE抓钳，辅助孔内置入12 mm Trocar。同时注入CO_2气体。

2.4 手术步骤 (图4~图20)

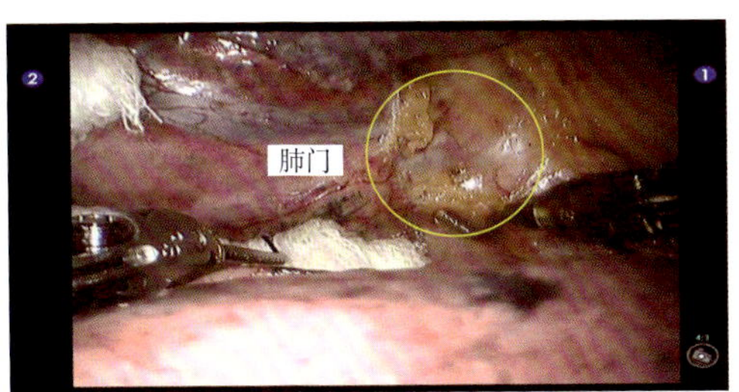

图4 从膈神经后方打开纵隔胸膜，暴露肺门

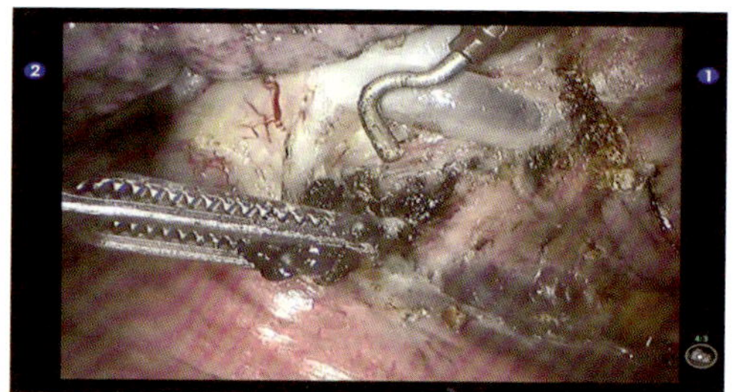

图5　仔细清扫肺门淋巴结(第10组)

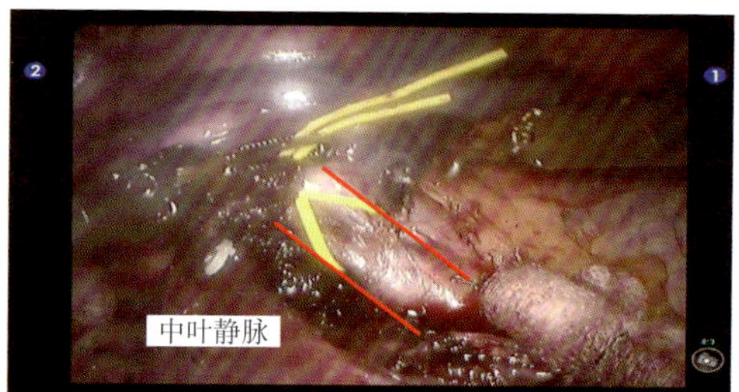

图6　通过辅助孔向外牵拉右肺中叶以显露中叶静脉，游离中叶静脉并仔细观察有无异常属支，用橡皮绳将其提起

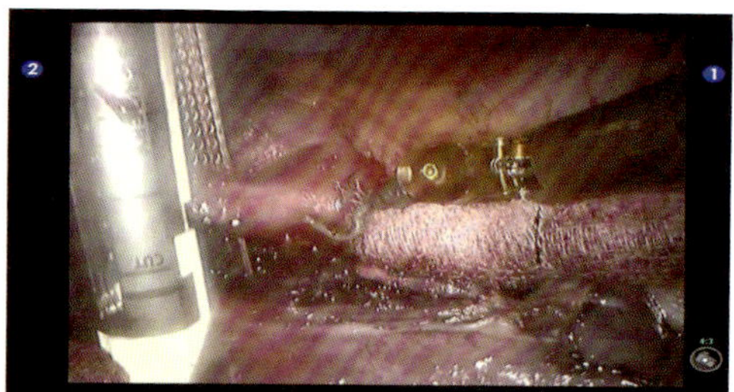

图7　使用爱惜龙®60 mm切割吻合器白钉一枚离断右肺中叶静脉

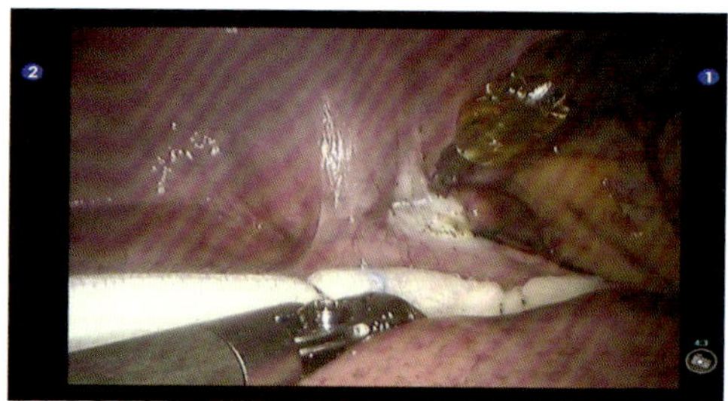

图8　电凝钩切开水平裂前部

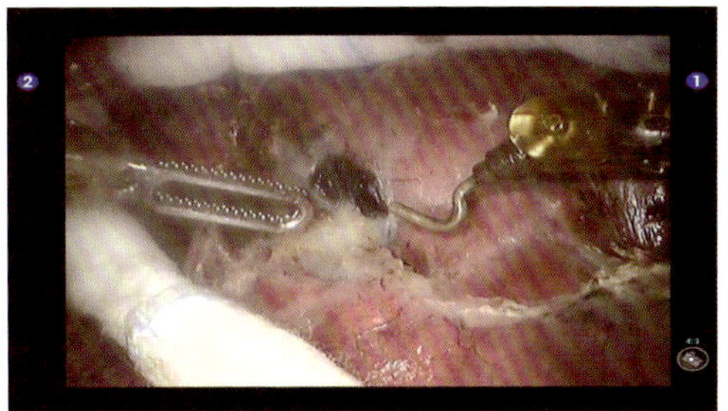

图9　清扫叶间淋巴结(第11组)

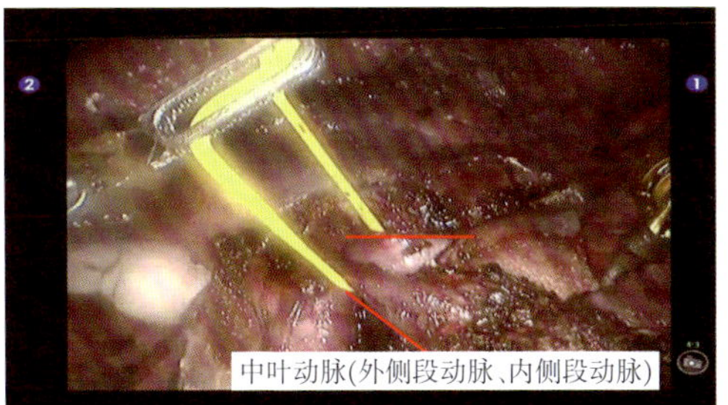

图10　游离中叶内侧段及外侧段动脉

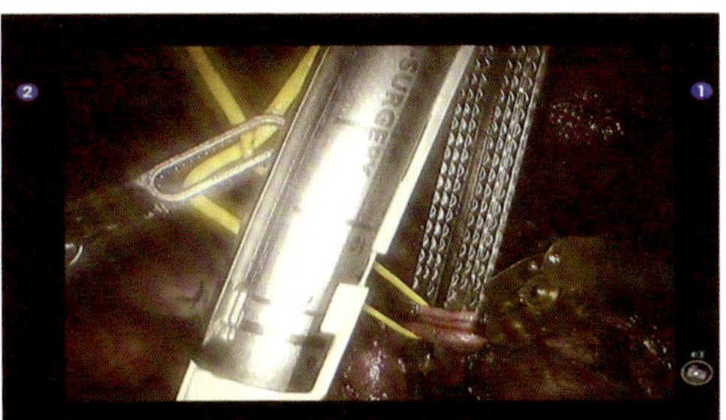

图11　用爱惜龙® 60白钉一枚离断中叶动脉

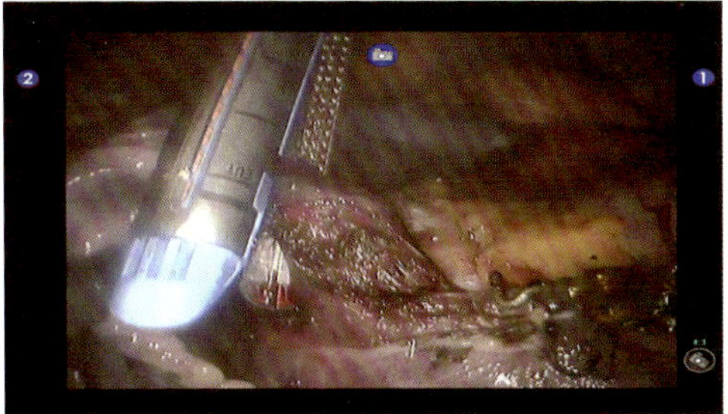

图12　游离中叶支气管，并用爱惜龙® 60蓝钉一枚离断

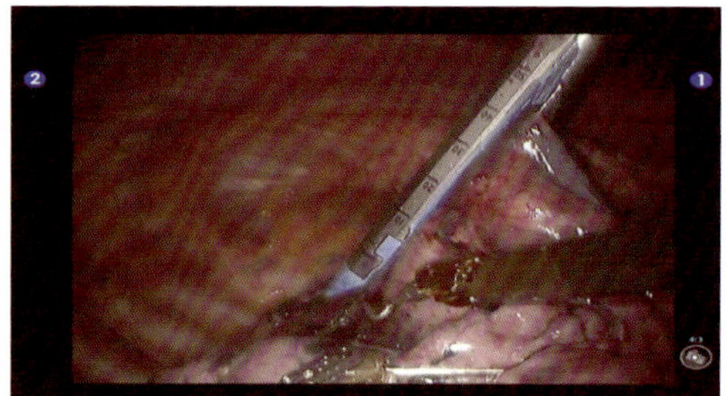

图13　爱惜龙®60蓝钉两枚处理剩余斜裂及水平裂

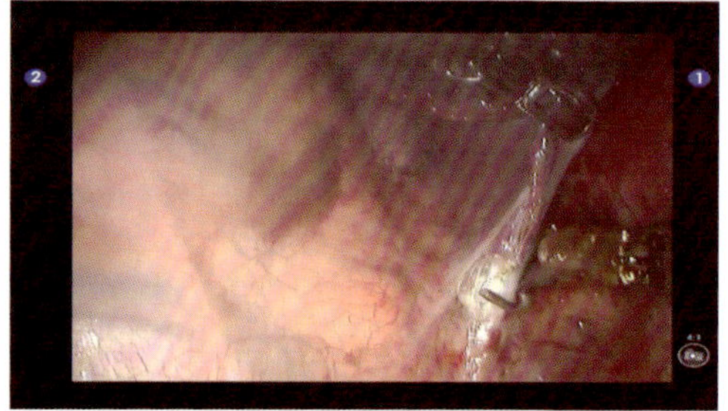

图14　游离下肺韧带至下肺静脉水平

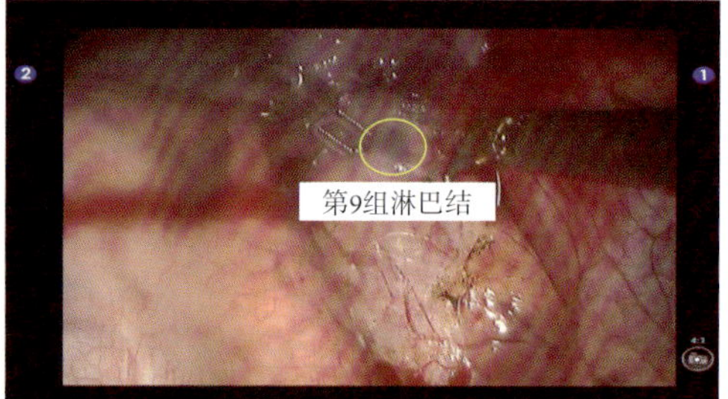

图15　清扫第9组淋巴结

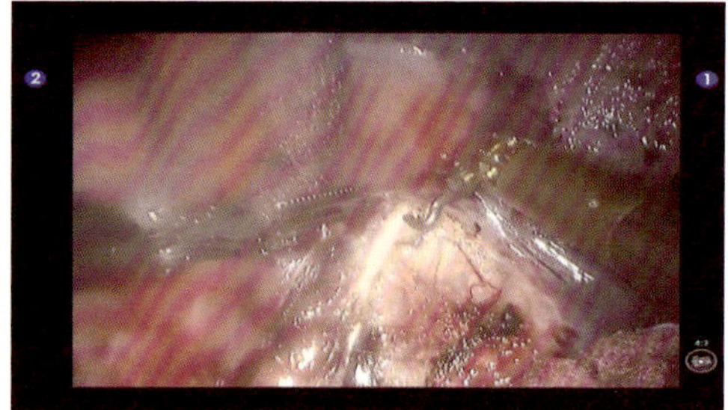

图16　打开后纵隔胸膜

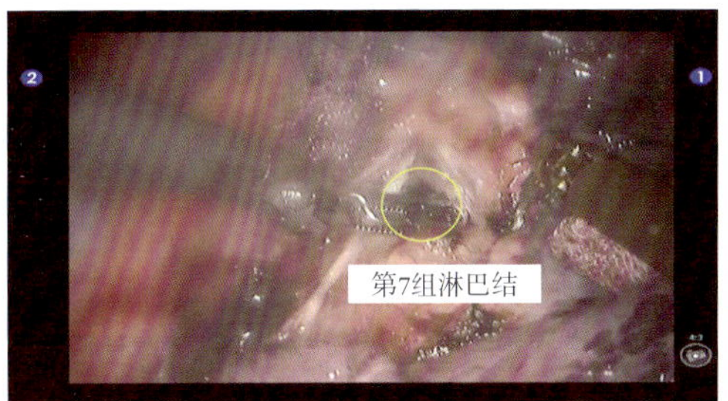

图17　清扫隆突下淋巴结(第7组)

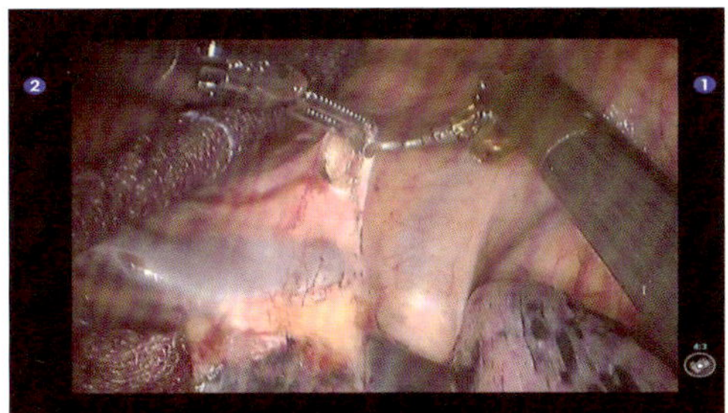

图18　打开上纵隔胸膜

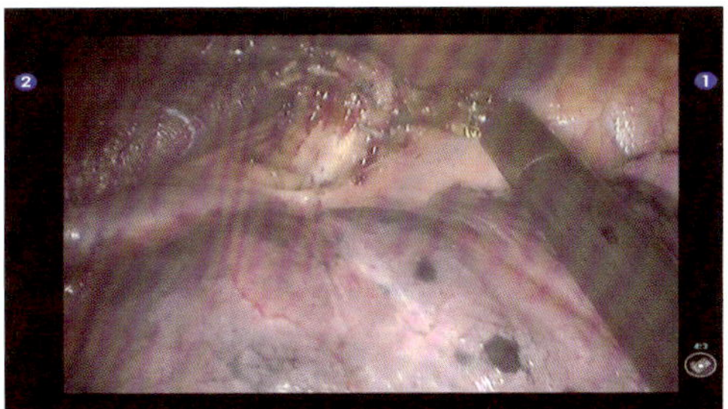

图19　清扫气管旁(第2、第4组)、奇静脉弓及上腔静脉旁淋巴结

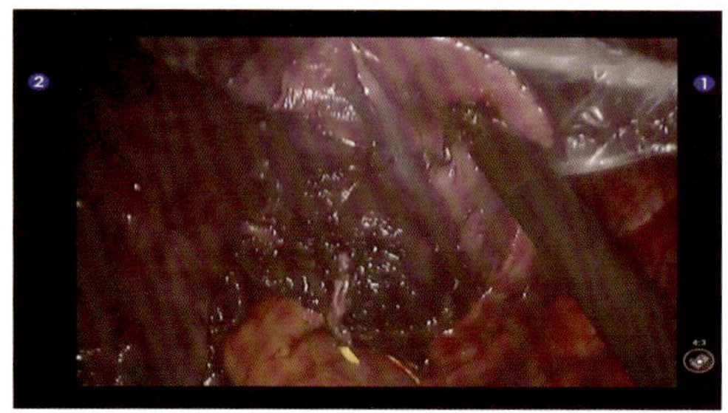

图20　扩大辅助孔至4 cm，将切除的右肺中叶标本装入一次性标本袋中取出，送术中冰冻切片病理检查，胸腔内注入温水，鼓肺观察中叶支气管残端及上、下叶切缘无漏气，并仔细探查胸腔无活动出血后，于第8肋间留置28号胸引管一根、第9肋间留置猪尾管一根，关闭所有切口，术毕

3　术后情况

患者术后予以常规镇痛、化痰、补液等治疗，未出现并发症。术后第1天即进食并下床活动，术后第4日出院，出院前拔除胸引管。术后第14日拔除猪尾管。

术中冰冻切片病理检查示：右肺中叶原位癌，支气管切缘阴性。术后病理示："右肺中叶+支气管切端"肺原位腺癌伴局灶微浸润(瘤体大小为1 cm × 0.5 cm × 0.5 cm)，距脏层胸膜甚近，支气管切缘及淋巴结均未见肿瘤。

4　讨论

右肺中叶切除术常常因为肺裂发育不良、淋巴结与血管或支气管粘连等原因变得较为复杂[1]。达芬奇机器人系统因其稳定性和灵巧性[2]，可使术者对粘连等的分离更加精细，在这一术式中具有得天独厚的优势。尤其在系统淋巴结清除的过程中[3]，高放大倍数的3D视野能够将原本较小的淋巴组织高保真地还原在术者眼前，两个机械臂相互配合，保证在完整清扫的同时尽量减少对周围组织的损伤。

体位和切口的选择对手术的难易程度和成功与否具有关键作用。本次手术，我们选择侧卧折刀位[4]，并适当抬高胸部以充分暴露术野。经过多次临床实践，我们认为本次手术中切口位置的选择，能较大程度地保证镜头、器械臂的活动范围覆盖整个胸腔；辅助口的位置也便于切割吻合器等内镜器械的置入和操作，且基本避免了与机械臂之间的相互干扰。

器械选择方面，我们采用较为常用的三臂法[5]，即一个镜头臂和两个操作臂。右手一般选用单极电凝钩，左手选用双极电凝钳，以尽量满足对切割、分离、止血、拾取等操作需求的平衡性。

手术过程较为常规，依次处理静脉、动脉、支气管和肺裂，但实际操作过程中需要注意以上结构可能存在的解剖变异。

此外，手术过程中，助手的作用至关重要，不但要与术者默契配合，而且要有丰富的胸腔镜及开胸手术经验，若手术过程中发生意外情况，助手需要迅速独立地完成压迫止血甚至开胸等紧急处理。

声明

作者声明无利益冲突。

参考文献

[1] Gaudet MA，D'Amico TA. Thoracoscopic Lobectomy for Non-small Cell Lung Cancer[J]. Surg Oncol Clin N Am，2016，25(3):503-513.

[2] Wei B，Eldaif SM，Cerfolio RJ. Robotic Lung Resection for Non-Small Cell Lung Cancer[J]. Surg Oncol Clin N Am，2016，25(3):515-531.

[3] Nasir BS，Bryant AS，Minnich DJ，et al. Performing robotic lobectomy and segmentectomy: cost，profitability，and outcomes[J]. Ann Thorac Surg，2014，98(1)：203-208；discussion 208-209.

[4] Yan TD. Surgical atlas of thoracoscopic lobectomy and segmentectomy[J]. Ann Cardiothorac Surg，2014，3(2):183-191.

[5] Park BJ，Yang HX，Woo KM，et al. Minimally invasive (robotic assisted thoracic surgery and video-assisted thoracic surgery) lobectomy for the treatment of locally advanced non-small cell lung cancer[J]. J Thorac Dis，2016，8(Suppl 4)：S406-S413.

(陈醒狮，李鹤成)

瑞金胸外机器人手术学　AME Publishing Company

机器人辅助右肺中叶切除术

http://kysj.amegroups.com/articles/4798

扫码在线观看手术视频

第四章　机器人辅助右肺上叶切除术

1　临床资料

1.1　简要病史

患者，男性，71岁，因“咳嗽咳痰1周”就诊。胸部CT提示右肺上叶斑片影，外院考虑炎症可能，给予抗炎治疗后咳嗽好转，复查CT提示右肺上叶病灶未缩小，遂就诊于我院胸外科。患者20年前曾因胆囊结石行胆囊切除术，有糖尿病病史5年。

1.2　检查资料

PET/CT检查提示右肺上叶结节(图1)，代谢增高，恶性肿瘤可能。同侧肺门小淋巴结显示。无头颅、骨骼、腹部脏器、对侧纵隔淋巴结及锁骨上淋巴结转移。心肺功能、血气分析及实验室检查均未见明显异常。查体未见明显阳性体征，锁骨上淋巴结无明显肿大。

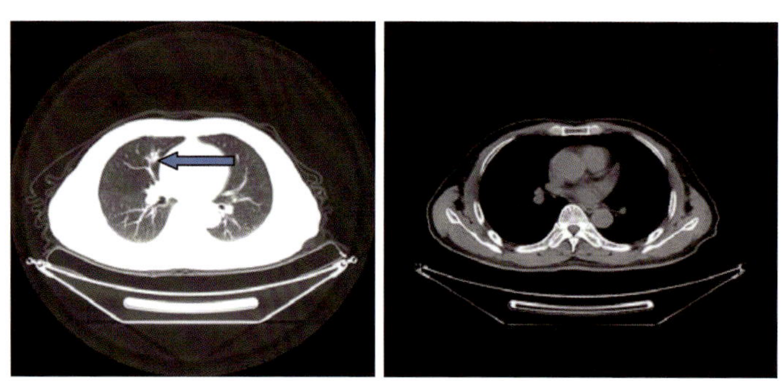

图1　右肺上叶前段结节

2 操作步骤

2.1 麻醉和体位

全麻，双腔插管，左侧单肺通气；取左侧卧位，折刀位(图2)。

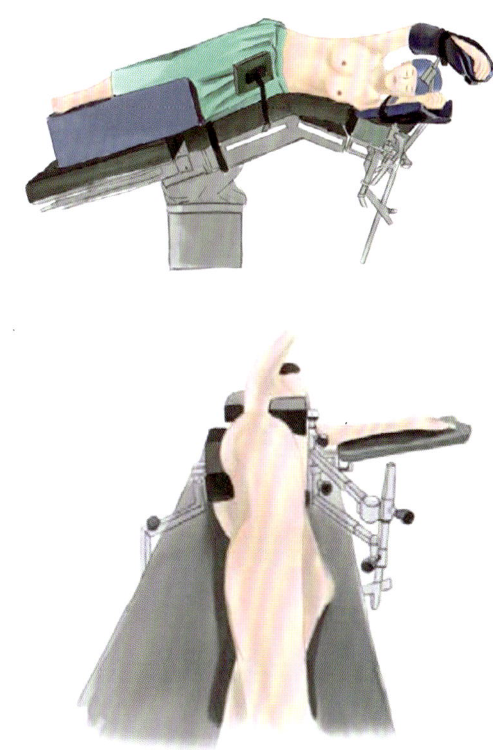

图2 折刀位

2.2 孔位

第8肋间腋中线12 mm trocar置入30°镜，第5肋间腋前线置入8 mm trocar放置第一臂，腋后线第8肋间放置第二臂，第8肋间脊柱上2 cm置入8 mm trocar放置第三臂，第7肋间近肋弓处放置12 mm trocar作辅助孔(图3)[1]。

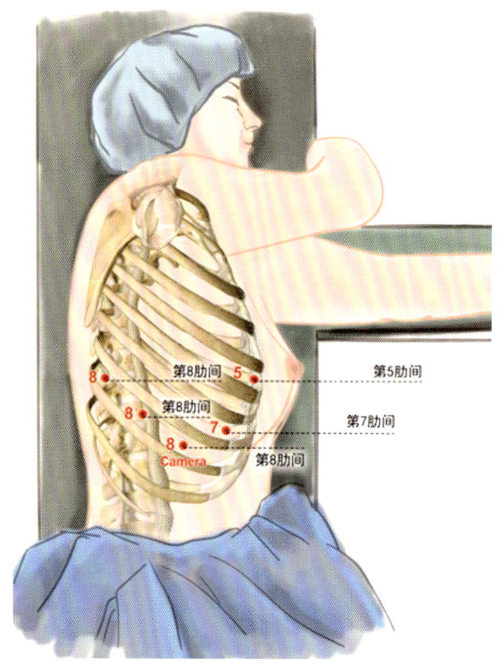

图3 手术孔位(第5、7、8、8、8肋间)

2.3 连接机器人操作臂

机器人操作臂经手术床正上方连接，1号臂置入电凝钩，2号臂置入双极电凝抓钳，3号臂置入CADIERE抓钳，辅助孔内置入12 mm Trocar。同时注入CO_2气体[2-3]。

2.4 手术过程(图4~图15)

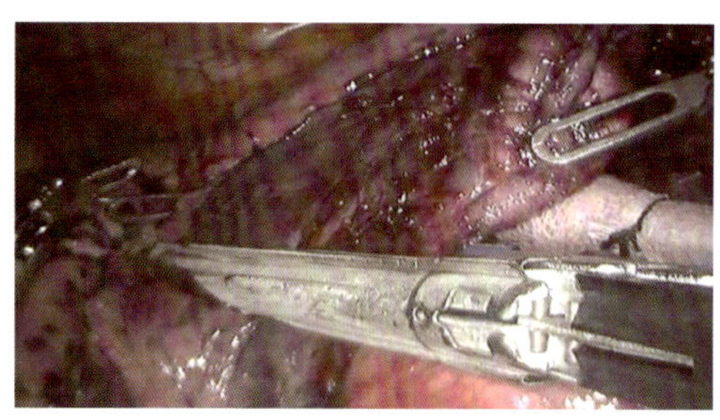

图4 术中先行肿块楔形切除送冰冻病理证实为癌，决定进一步行右肺上叶切除及纵隔淋巴结清扫术

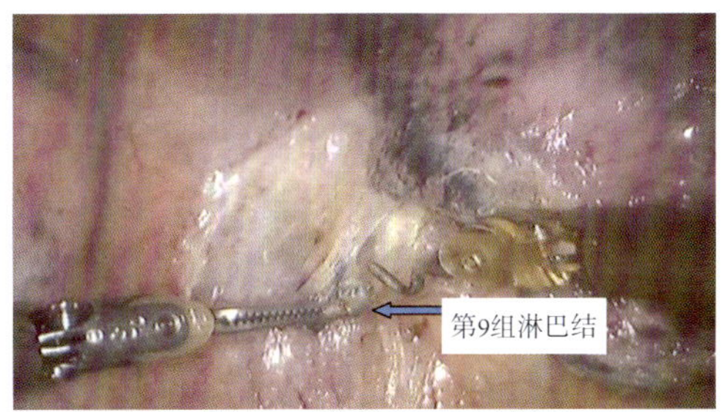

图5　游离右肺下叶韧带，清扫第9组淋巴结

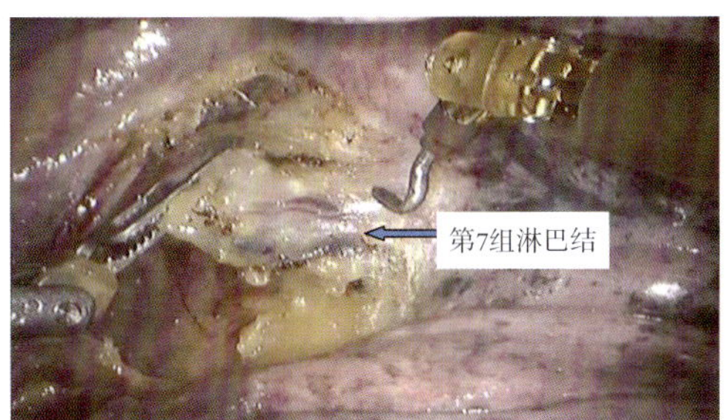

图6　打开肺门后方胸膜，清扫第7组淋巴结

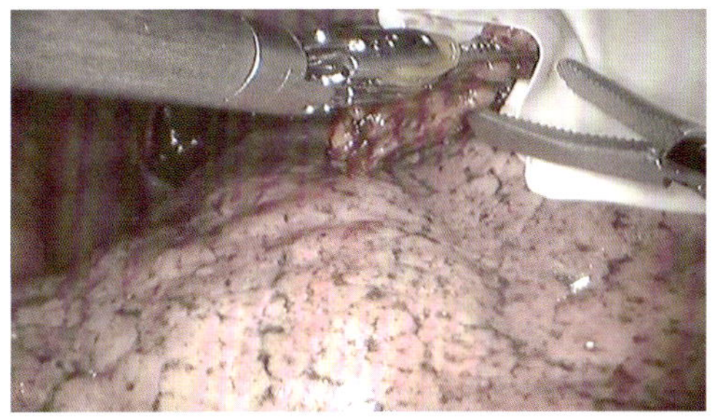

图7　标本袋移除淋巴结

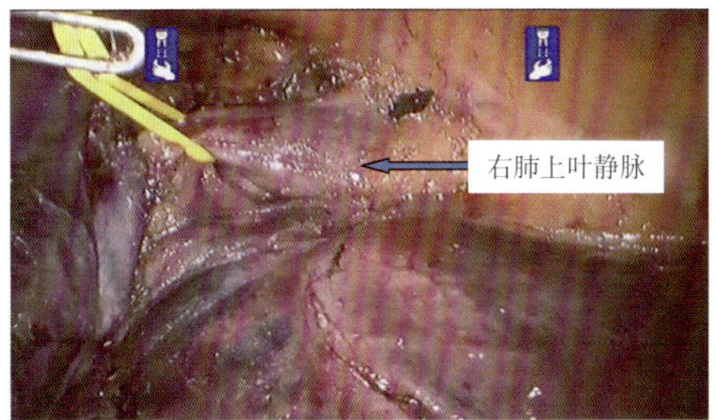

图8　打开肺门前方胸膜，打开肺静脉外膜，游离右肺上叶静脉后悬吊，内镜切割缝合器切断

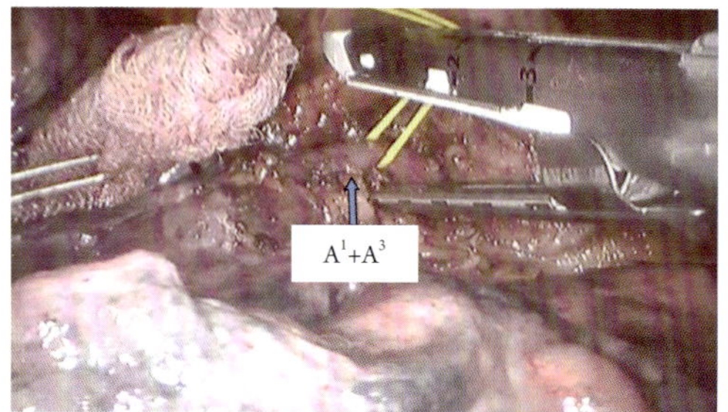

图9　游离右肺上叶尖前支动脉，悬吊后内镜切割缝合器切断

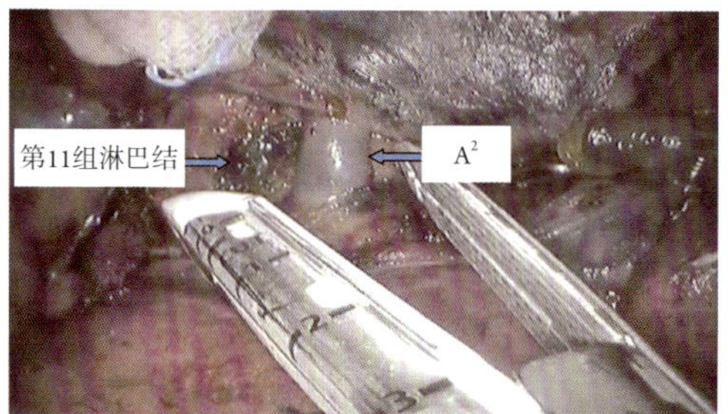

图10　打开叶间裂，清扫第11组淋巴结，游离右肺上叶后升支动脉，内镜切割缝合器切断

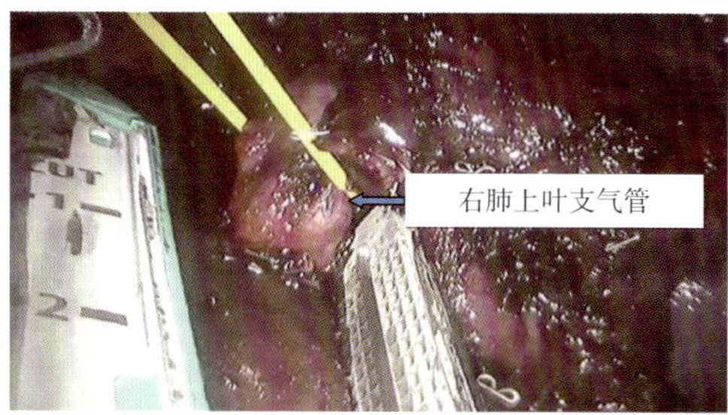

图11　游离右肺上叶支气管后内镜切割缝合器切断

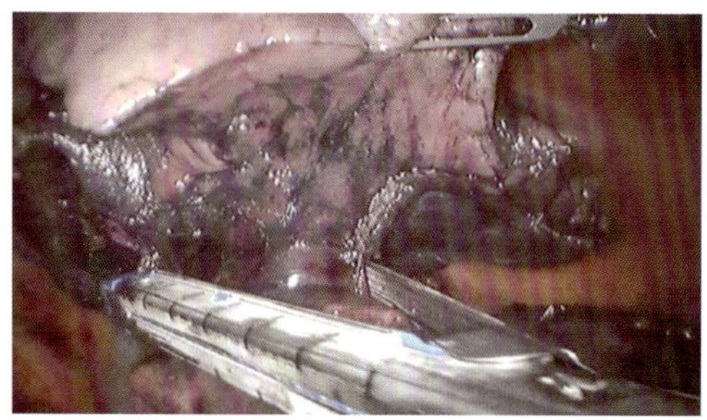

图12　内镜切割缝合器切断发育欠佳叶间裂

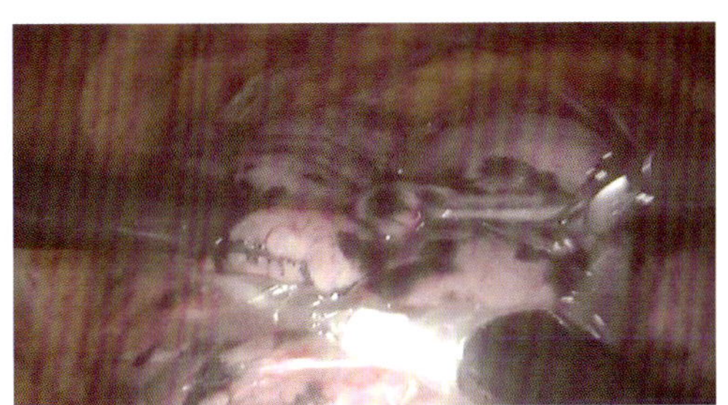

图13　标本袋移除右肺上叶标本

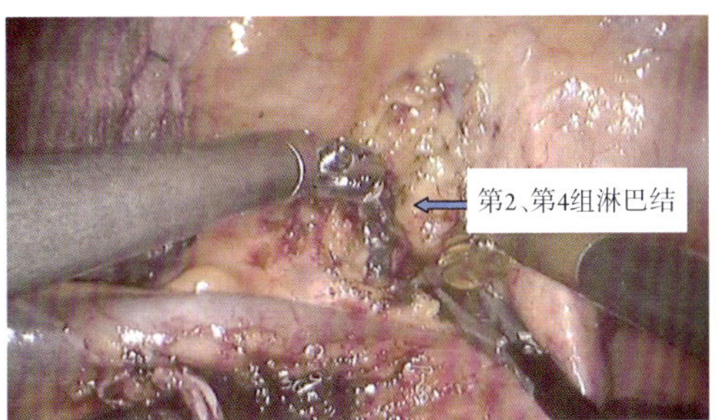

图14　打开上纵隔胸膜清扫第2、第4组淋巴结

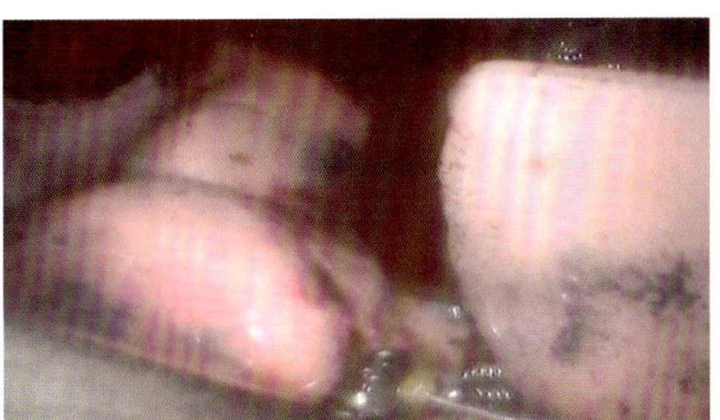

图15　注水鼓肺检查支气管残端及肺组织有无漏气，放置胸引管，缝合切口

3　术后情况

术后给予常规抗炎、化痰等治疗，术后第2日拔除胸引管，术后第3日出院。住院期间无任何相关并发症发生。术后病理证实为：右肺上叶浸润性腺癌(大小为2.0 cm × 1.5 cm × 1.0 cm)，腺泡细胞为主型，淋巴结(–)。术后病理分期：pT1aN0M0，ⅠA期。

声明

作者声明所写的内容均中立及客观，不会因个人利益在写作方面有特定引导。

参考文献

[1] Xu S, Wang T, Xu W, et al. Robotic-assisted right upper lobectomy[J]. Ann Transl Med, 2015,3(12):170.

[2] Park BJ, Flores RM, Rusch VW. Robotic assistance for video-assisted thoracic surgical lobectomy: technique and initial results[J]. J Thorac Cardiovasc Surg, 2006, 131(1): 54-59.

[3] Cerfolio RJ, Bryant AS. Robotic-assisted pulmonary resection-Right upper lobectomy[J]. Ann Cardiothorac Surg. 2012, 1(1): 77-85.

(杜海磊，李鹤成)

瑞金胸外机器人手术学 AME

机器人辅助右肺上叶切除术

http://kysj.amegroups.com/articles/4799

扫码在线观看手术视频

第五章　机器人辅助左肺下叶切除术

1　临床资料

1.1　简要病史

患者，女性，44岁。2周前无明显诱因出现右侧胸部阵发性疼痛，无咳嗽咳痰，无发热畏寒，无盗汗乏力等不适，遂至当地医院就诊，查胸部CT提示左肺下叶结节。为进一步治疗来我院就诊，行肺小结节三维重建CT提示“左肺下叶混合型结节，病变形态不规则，边界欠光整，有细小毛刺”，考虑恶性病变可能。术前头颅MRI、骨扫描等检查未见明显远处转移，患者其他血液生化指标及心电图、肺功能均正常。体格检查未见明显阳性体征，锁骨上淋巴结无明显肿大。既往体健，无特殊病史。

1.2　影像学资料

肺小结节三维重建CT(图1)：左肺下叶混合型结节，病变形态不规则，无分叶，有细小毛刺，有胸膜牵拉，未见血管束集征，重建可见多条血管长入，未见明显空泡征象。平扫时密度约为-216 Hu；病灶前后径为18.2 mm，左右径为14.8 mm，上下径为14 mm，体积为507 mm，病灶实性部分分布在病灶中心，最大径约为1/2。

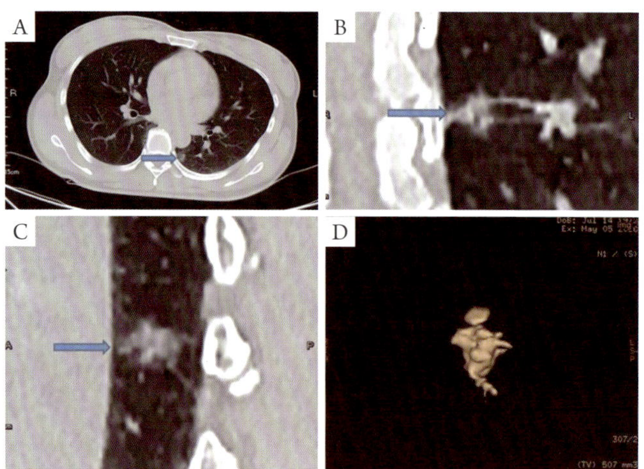

图1 箭头所指处为左肺下叶结节(A水平位、B冠状位、C矢状位、D三维重建)

2 操作步骤

2.1 麻醉和体位[1]

全麻，双腔插管，右侧单肺通气；取右侧卧位，左胸抬高折刀位(图2)。

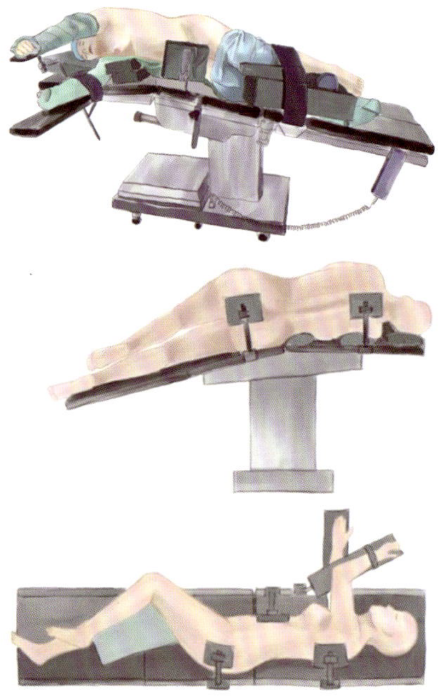

图2 折刀位

2.2 孔位[1–3]

第8肋间腋中线12 mm trocar置入30°镜，第6肋间腋前线置入8 mm trocar放置第一臂，腋后线第8肋间放置第二臂，第7肋间脊柱上2 cm置入8 mm trocar放置第三臂，第8肋间近肋弓处放置12 mm trocar作辅助孔(图3)。

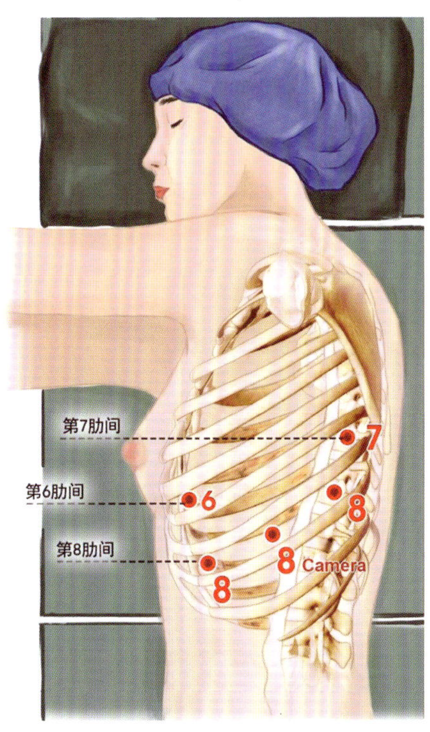

图3 手术孔位(第6、8、8、8、7肋间)

2.3 连接机器人操作臂[4–5]

机器人操作臂经手术床正上方连接，1号臂置入电凝钩，2号臂置入双极电凝抓钳，3号臂置入CADIERE抓钳，辅助孔内置入12 mm Trocar。同时注入CO_2气体。

2.4 手术过程(图4~图17)

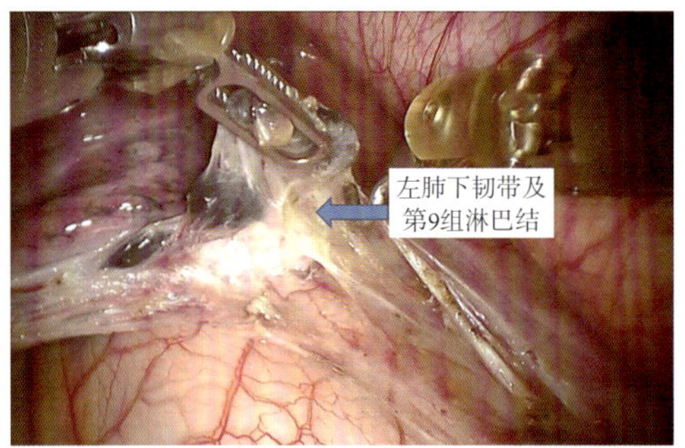

图4 切断左肺下韧带，清扫第9组淋巴结

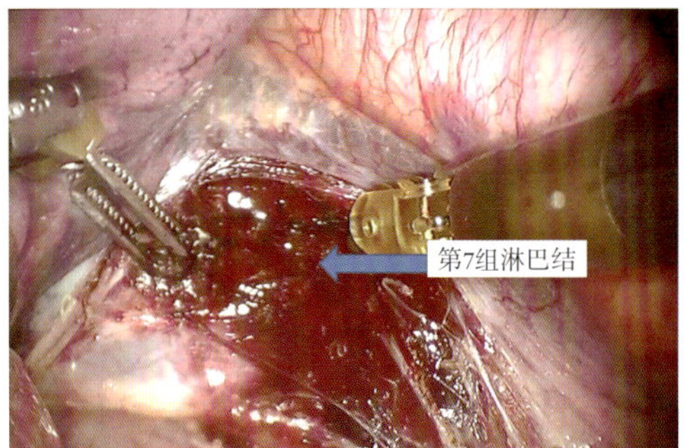

图5 打开后纵隔胸膜清扫左隆突下第7组淋巴结

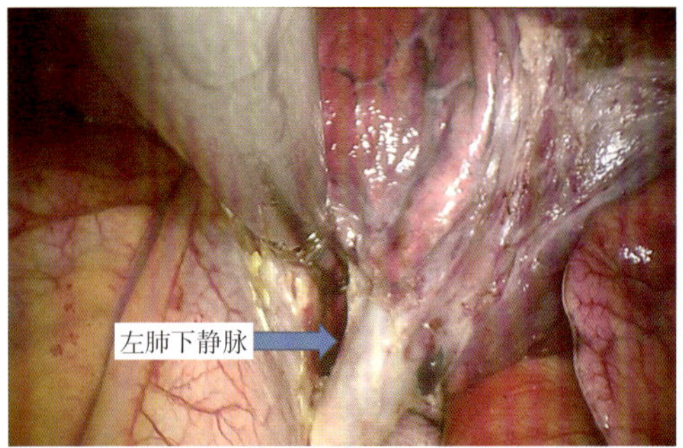

图6 分离、骨骼化左肺下静脉

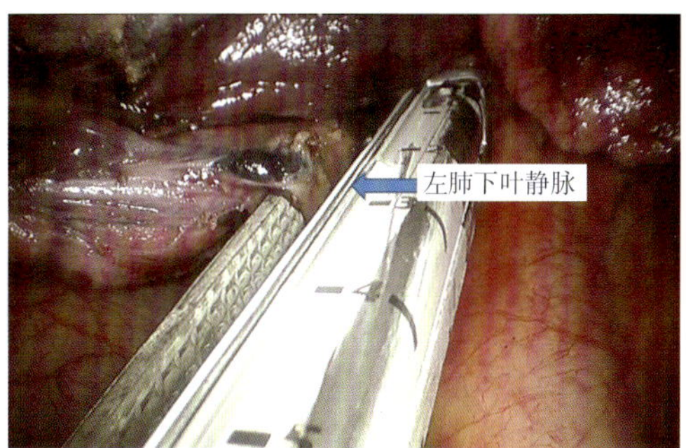

图7　用EndoGia 60 mm 2.5 一枚切断左肺下静脉

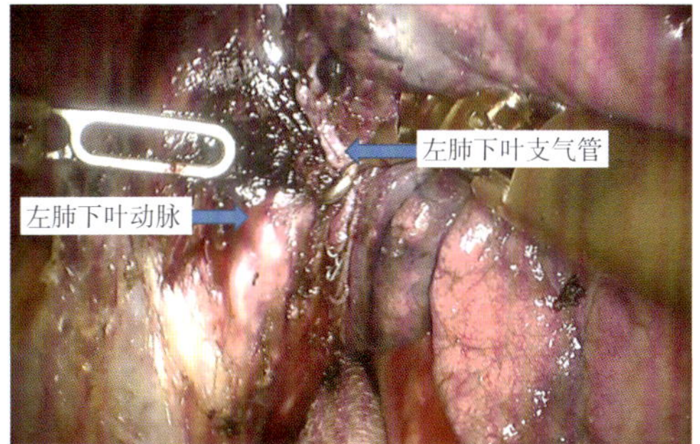

图8　解剖分离左肺下叶支气管及动脉之间间隙

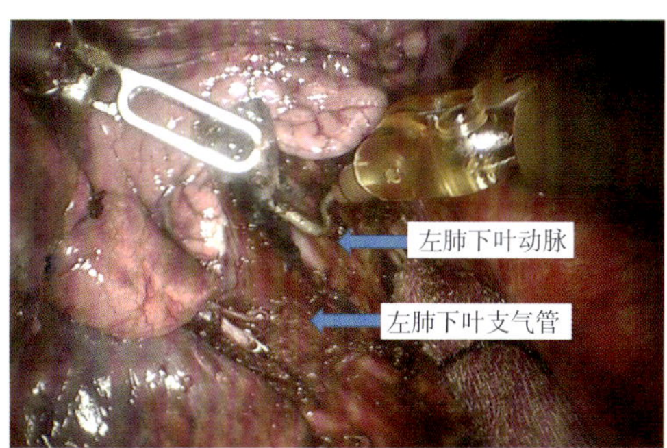

图9　清扫左肺下叶支气管旁淋巴结(第11组)

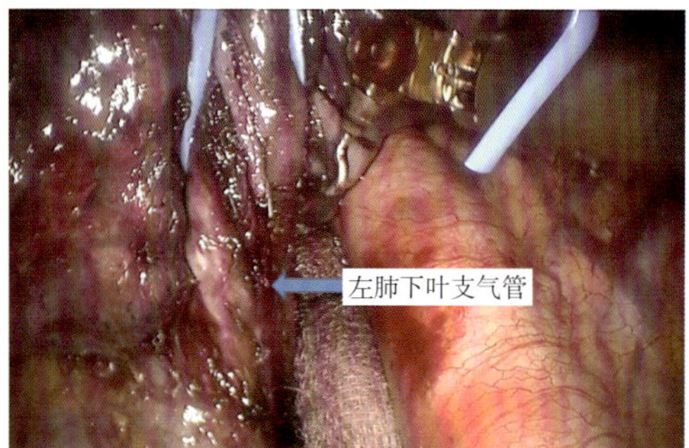

图10　游离出左肺下叶支气管，并用橡皮筋悬吊

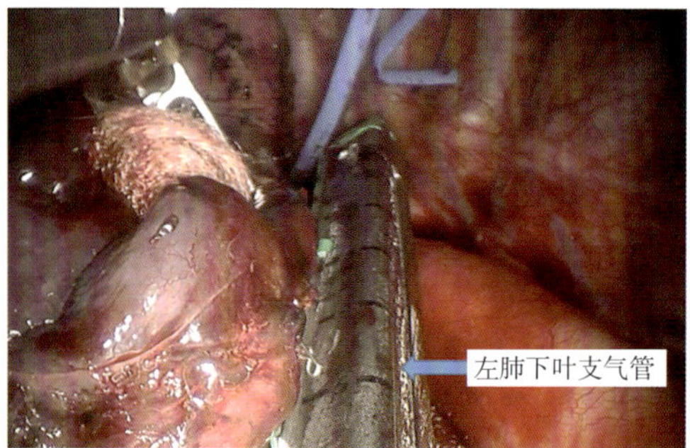

图11　用EndoGia 60 mm 4.8 一枚切断左肺下叶支气管

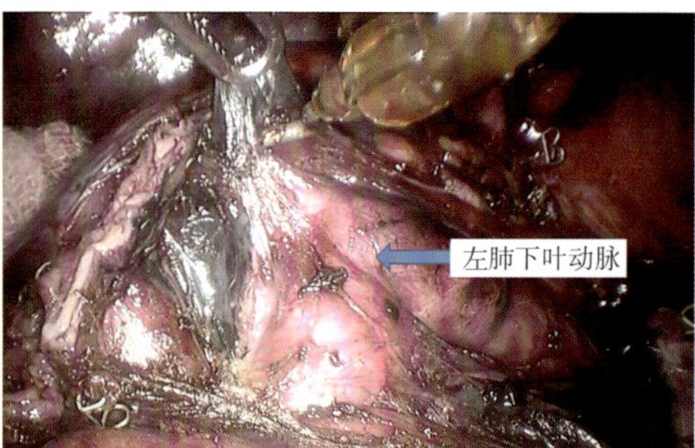

图12　解剖左肺下叶动脉，清扫左肺下叶动脉旁淋巴结(第11组)

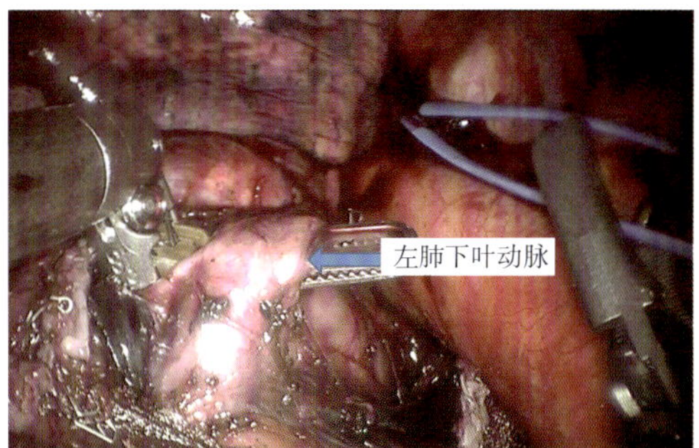

图13　游离出左肺下叶动脉

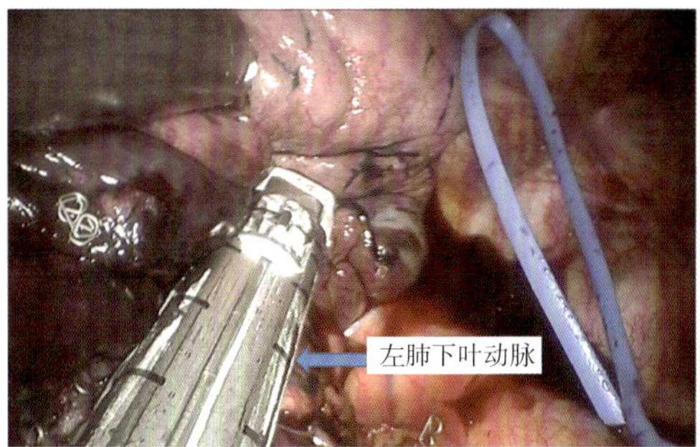

图14　用EndoGia 60 mm 2.5 一枚切断左肺下叶动脉

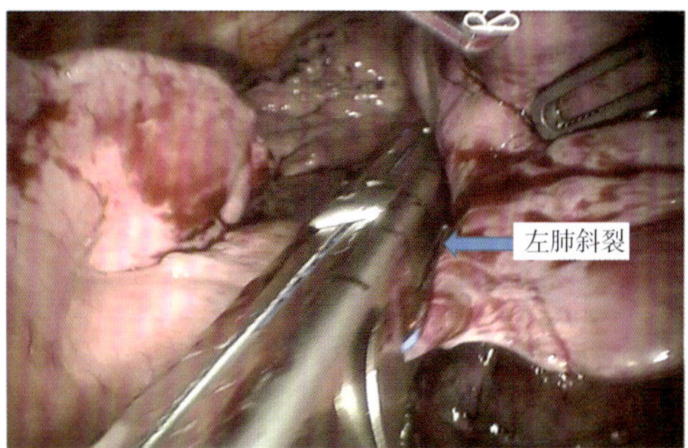

图15　用EndoGia 60 mm 3.5 三枚+45 mm 3.5 一枚打开叶间裂

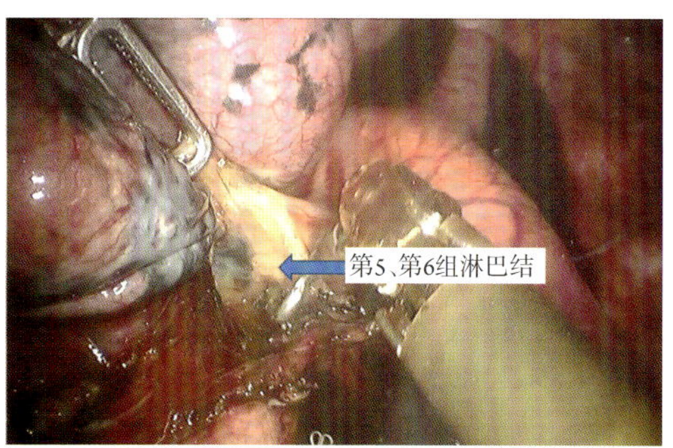

图16　清扫第5、第6组淋巴结

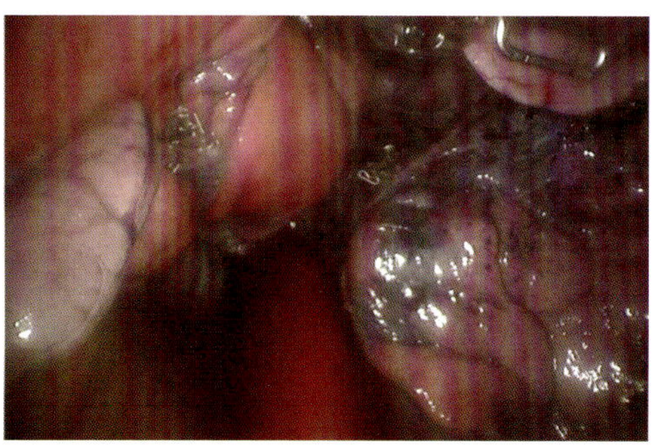

图17　鼓肺检查无漏气，术野止血，关胸；第8肋间置胸引管一根；第10肋间置猪尾管一根

3　术后情况

术后给予常规抗炎、化痰等治疗。患者术后第1天胸引量为100 mL，无漏气，予以拔管。同时下床活动，术后第3天出院。住院期间无任何相关并发症发生。

术后病理："左肺下叶"切除标本浸润性腺癌(腺泡状为主)，肿块距离胸膜甚近；支气管切端未见癌累及；肺门淋巴结1枚，未见癌转移。"第5组淋巴结"1枚、"第6组淋巴结"2枚、"第7组淋巴结"3枚、"第8组淋巴结"1枚、"第9组淋巴结"3枚、"第10组淋巴结"1枚、"第11组淋巴结"3枚，均未见癌转移。术后病理分期：pT1N0M0 Ia期腺癌。

4　声明

作者声明无任何利益冲突。

参考文献

[1] Xu S, Meng H, Wang T, et al. Robotic-assisted left inferior lobectomy[J]. Ann Transl Med., 2015, 3(12): 169.

[2] Zhao Y, Jiao W, Ren X, et al. Left lower lobe sleeve lobectomy for lung cancer using the Da Vinci surgical system[J]. J Cardiothorac Surg, 2016, 11(1): 59.

[3] Augustin F, Bodner J, Wykypiel H, et al. Initial experience with robotic lung lobectomy: report of two different approaches[J]. Surg Endosc, 2011, 25(1): 108-113.

[4] Dolezel J, Vlcek P. Robot-assisted pulmonary lobectomy[J]. Bratisl Lek Listy, 2008, 109(6): 251-253.

[5] Gharagozloo F, Margolis M, Tempesta B. Robot-assisted thoracoscopic lobectomy for early-stage lung cancer[J]. Ann Thorac Surg, 2008, 85(6): 1880-1885; discussion 1885-1886.

(金润森，李鹤成)

瑞金胸外机器人手术学　　AME Publishing Company

机器人辅助左肺下叶切除术

http://kysj.amegroups.com/articles/4800

扫码在线观看手术视频

第六章　机器人辅助左肺上叶切除术

1　临床资料

1.1　简要病史

患者，男性，63岁。患者1月前因咳嗽行胸部CT检查提示肺部结节，无发热畏寒，无盗汗乏力，无声音嘶哑，无上肢乏力，抗炎治疗后复查结节无明显改变，遂行PET/CT检查，提示肺部恶性肿瘤。为求进一步诊治，门诊以“左肺上叶结节”收治入院。

1.2　检查资料

①体检：神清，精神可，皮肤黏膜无黄染瘀点瘀斑，浅表淋巴结未触及，双肺呼吸音清，无干湿啰音，心律齐，无杂音，腹软，无压痛、反跳痛，肝脾肋下未及，移动性浊音(-)，双下肢无水肿，神经系统检查(-)。

②CT: 左肺上叶后段占位，约为2.5 cm × 2 cm大小，呈分叶状，边缘毛刺。PET/CT提示左肺上叶肿块SUVmax为6.5，考虑为恶性肿瘤。纵隔淋巴结阴性。未发现远处转移。患者其他血液生化指标及心电图、肺功能均正常。术前分期为cT1N0M0 Ⅰa期(图1)。

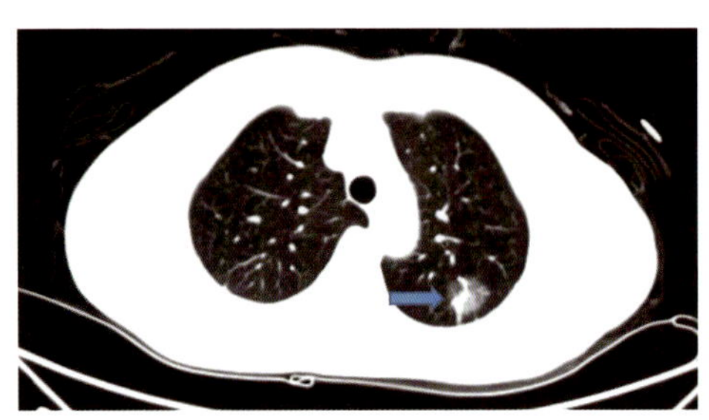

图1　胸部CT(箭头所指处为左肺上叶后段肿块)

1.3 术前准备

患者术前资料高度提示左肺上叶恶性肿瘤，而且肿瘤较大，所以决定不进行局部切除，直接行达芬奇左肺上叶切除术。术前针对患者有吸烟史，予以呼吸道雾化及静脉滴注氨溴索化痰。

2 操作步骤

2.1 麻醉和体位

对患者进行诱导全麻后，取右侧卧位，行双腔气管插管。患者手置于头部，取折刀状卧位，行单肺通气(图2)。

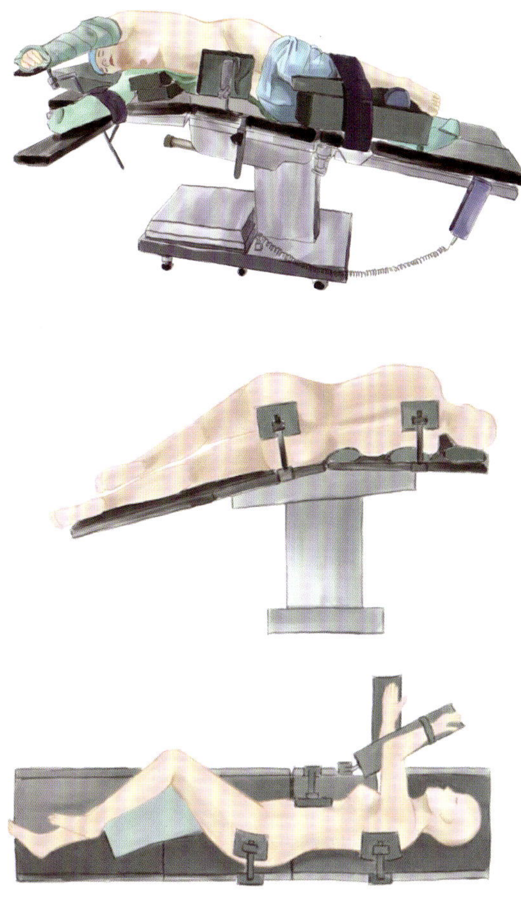

图2 折刀位

2.2 孔位

第8肋间腋中线12 mm trocar置入30°镜，第6肋间腋前线置入8 mm trocar放置第一臂，腋后线第8肋间放置第二臂，第7肋间脊柱上2 cm置入8 mm trocar放置第三臂，第8肋间近肋弓处放置12 mm trocar作辅助孔(图3)。

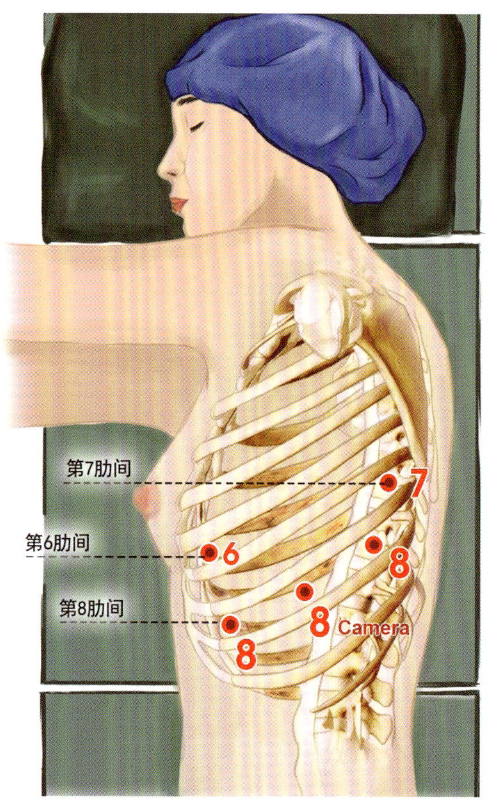

图3 手术孔位(第6、8、8、8、7肋间)

2.3 连接机器人操作臂

机器人操作臂经手术床正上方连接，1号臂置入电凝钩，2号臂置入双极电凝抓钳，3号臂置入CADIERE抓钳，辅助孔内置入12 mm Trocar。同时注入CO_2气体。

2.4 手术过程(图4~图18)

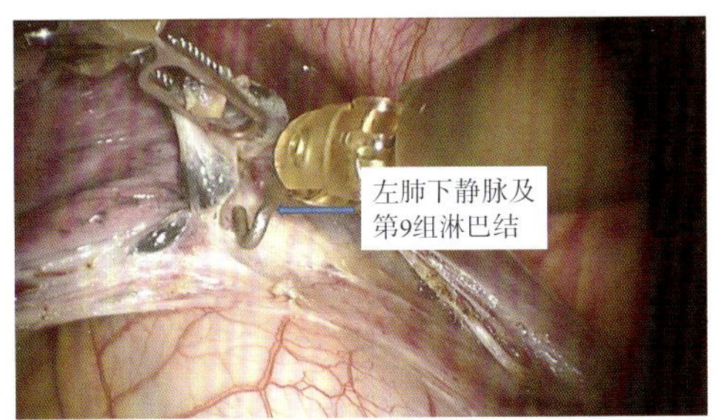

图4 切断左肺下韧带，清扫第9组淋巴结

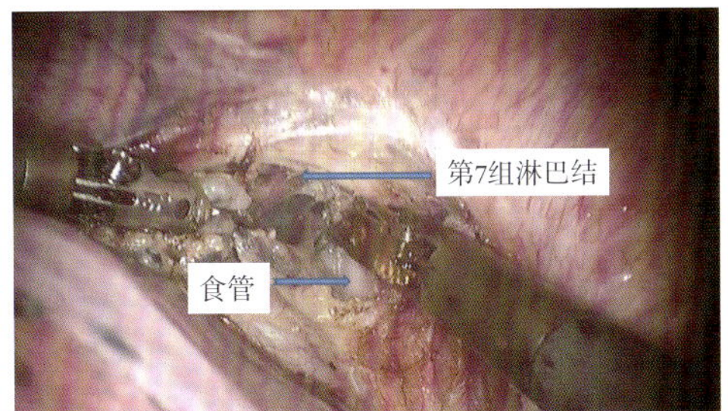

图5 打开后纵隔胸膜清扫左隆突下第7组淋巴结

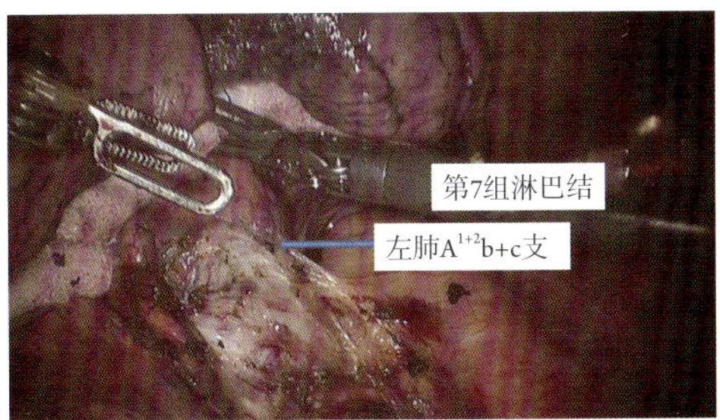

图6 后入路解剖，显露肺动脉干及其分支

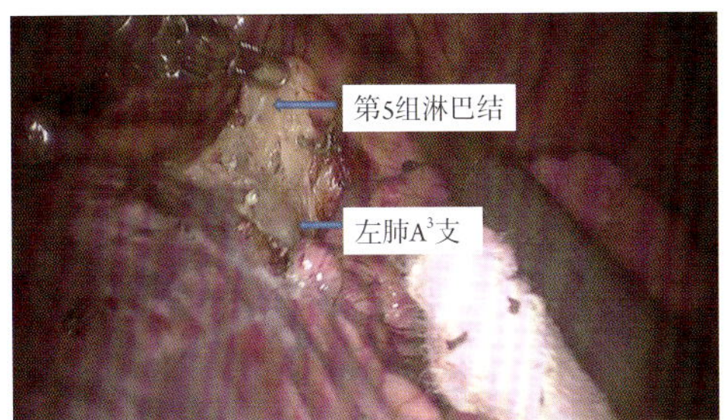

图7 沿动脉干解剖，打开上纵隔胸膜，清扫第5、第6组淋巴结

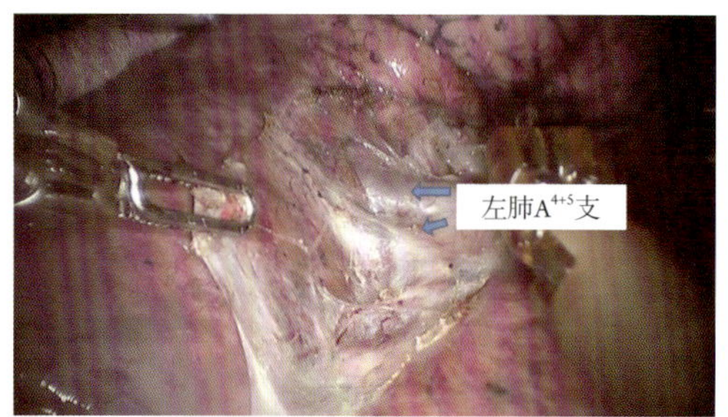

图8　从叶间裂解剖，骨骼化肺动脉各支

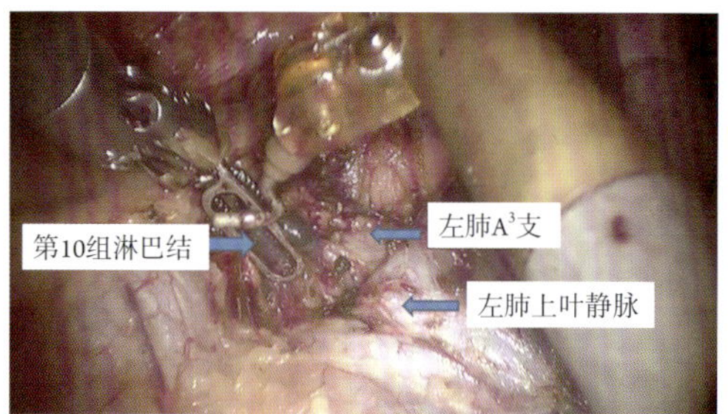

图9　打开前纵隔胸膜，骨骼化上叶静脉，与打开的上纵隔胸膜会师

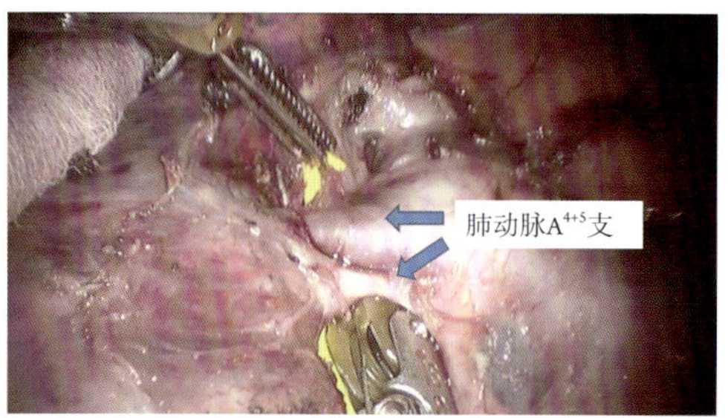

图10　解剖出舌段动脉支，橡皮筋悬吊

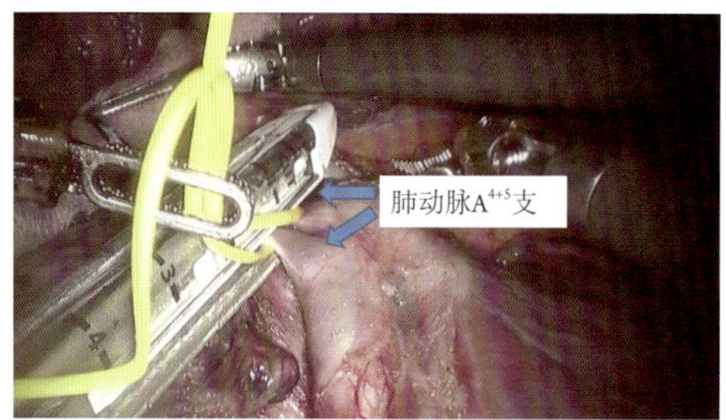

图11　用EndoGia切断舌段动脉

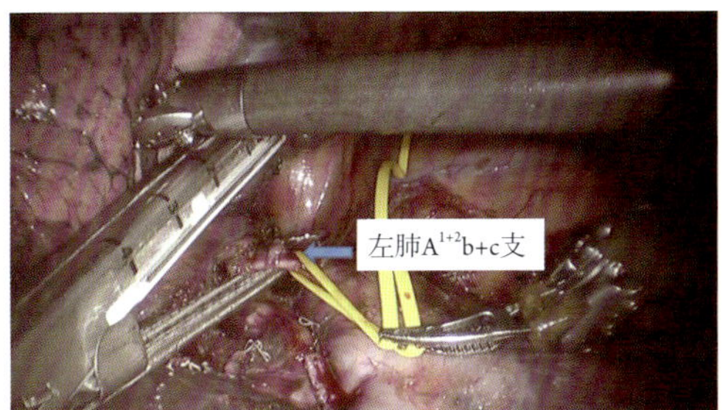

图12　用EndoGia切断尖后段动脉

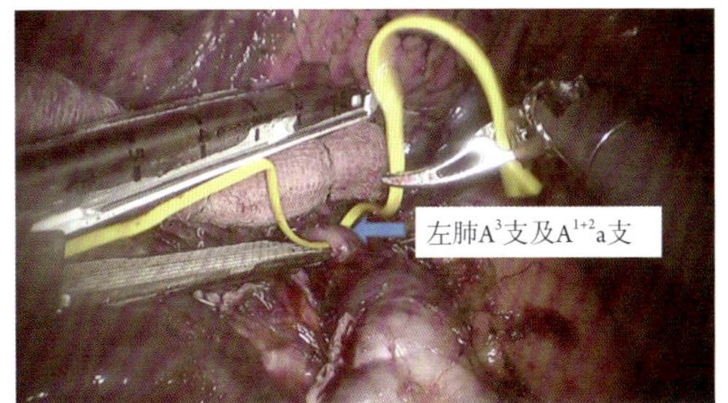

图13　用EndoGia切断左肺前段动脉

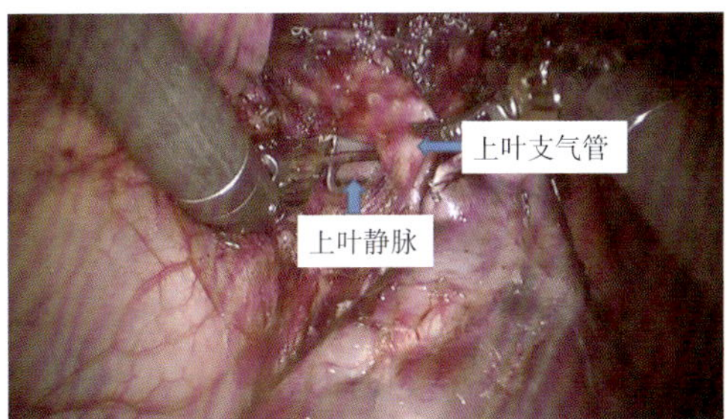

图14　解剖上叶静脉与上叶支气管间的间隙

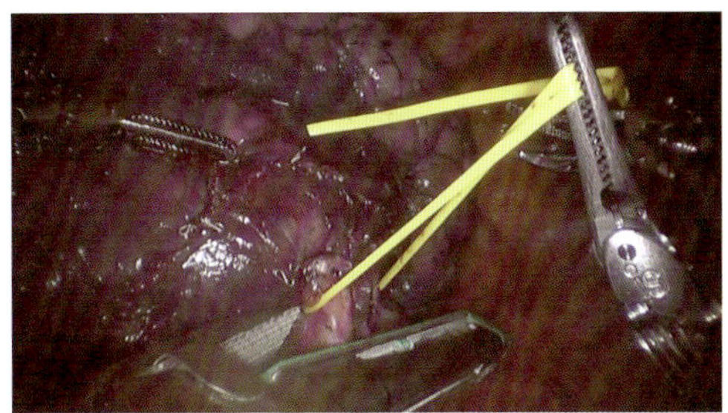

图15　用EndoGia切断上叶支气管

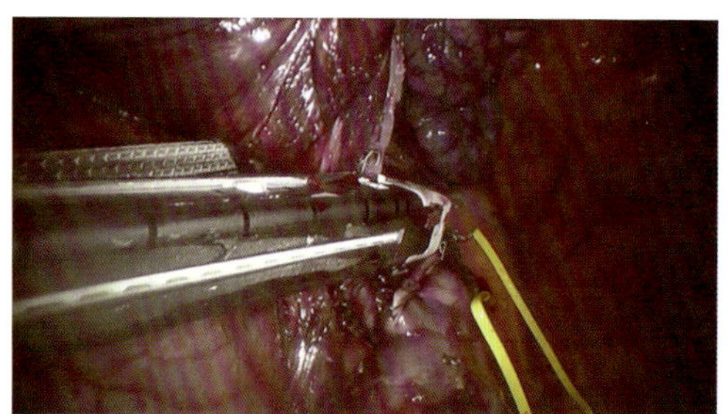

图16　用EndoGia切断上叶静脉

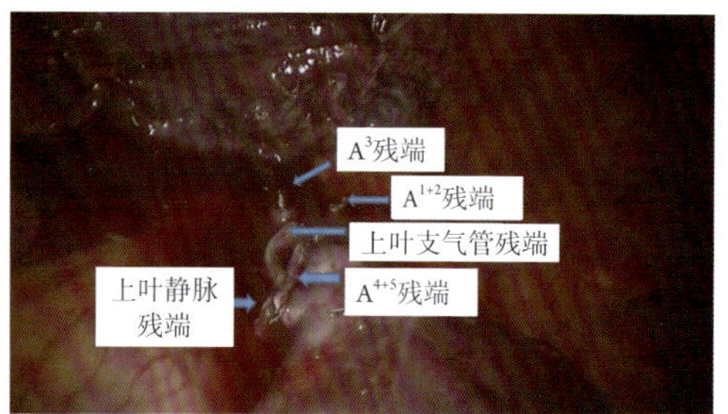

图17　注水鼓肺，检查支气管无漏气

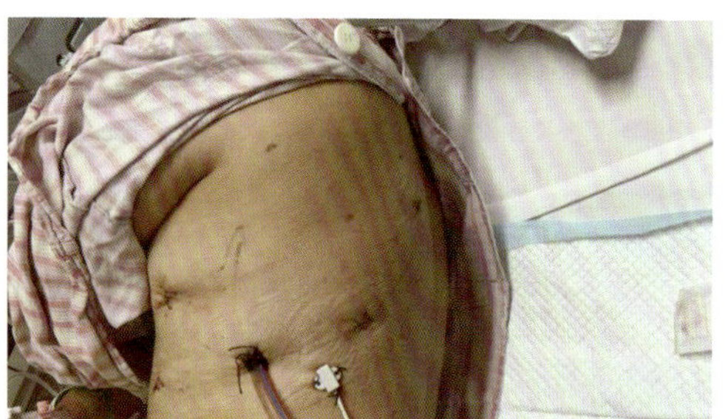

图18　术毕第8肋间放置胸引管，第10肋间放置猪尾管

3　术后情况

患者术后第1天胸腔引流量为80 mL，无漏气，予以拔管。同时下床活动，术后第3天出院。术后病理诊断："左肺上叶"切除标本：浸润性腺癌(以腺泡状为主)；距脏层胸膜甚近(<0.03 cm)；支气管切端阴性；支气管旁淋巴结1枚，未见肿瘤。"第7组淋巴结"1枚、"第8组淋巴结"2枚、"第9组淋巴结"1枚、"第10组淋巴结"2枚及"第11组淋巴结"9枚，均未见肿瘤。

“左肺上叶第5、第6组淋巴结”1枚，未见肿瘤。术后病理分期：pT1N0M0 Ⅰa期腺癌。

4 讨论

最初，机器人系统是在心脏外科手术中发展起来的，1999年进行了第一次乳内动脉移植术，第二次机器人系统手术应用于心脏外科是在2000年[1-2]。有了这些经验后，机器人系统在其他领域诸如胸外科发展起来。手术从简单的前或后纵隔肿块切除开始发展[3-5]。然而，机器人技术在微创解剖性肺叶切除术中更显出优势。与胸腔镜相比，机器人肺叶手术的优势包括使外科医生有更立体化的图像，改进的操作臂可提供更多方向的运动，淋巴结的剥离在高倍率可视图像下进行，使用双控制台和模拟器，使教学更容易[6]等等。左肺上叶切除术是各个肺叶手术中最复杂的手术。它体现在左肺上叶动脉分支多，特别是最高的A^3分支很短，分离和牵拉过程中容易引发大出血。我们的达芬奇手术采用4个机械臂，第3臂的使用使术者能够自己找到合适的牵拉位置，同时减轻了助手的工作，真正做到快乐手术。第3臂的孔位是比较容易出血的孔位，初学者需要在直视下打孔。手术中我们采用后入路的方式解剖肺门，这样能使最容易出血的肺动脉始终暴露在视野中，提高了手术的安全性，毕竟在达芬奇手术中中转手术是一件非常可怕的事情。我们在取出肺叶标本前都采用密闭的手术空间，注入CO_2气体，使手术视野始终保持清晰。助手的器械基本就是一把普通的腔镜抓钳，采用抓住纱布卷的方法牵拉肺叶，给术者暴露术野。切割血管时基本采用直钉，这样能节省患者的手术费用。

声明

作者声明无任何利益冲突。

参考文献

[1] Carpentier A, Loulmet D, Aupecle B, et al. Computer-assisted cardiac surgery[J]. Lancet, 1999, 353(9150): 379-380.

[2] Kappert U, Cichon R, Gulielmos V, et al. Robotic-enhanced Dresden technique for minimally invasive bilateral internal mammary artery grafting[J]. Heart Surg Forum, 2000, 3(4): 319-321.

[3] Yoshino I, Hashizume M, Shimada M, et al. Thoracoscopic thymomectomy with the da Vinci computer-enhanced surgical system[J]. J Thorac Cardiovasc Surg, 2001, 122(4): 783-785.

[4] Bodner J, Wykypiel H, Greiner A, et al. Early experience with robot-assisted surgery for mediastinal masses[J]. Ann Thorac Surg, 2004, 78(1): 259-265; discussion 265-266.

[5] Rea F, Marulli G, Bortolotti L, et al. Experience with the “da Vinci” robotic system for thymectomy in patients with myasthenia gravis: report of 33 cases[J]. Ann Thorac Surg, 2006, 81(2): 455-459.

[6] Cerfolio RJ, Bryant AS. Perspectives on robotic pulmonary resection: It's current and future status[J]. Ann Cardiothorac Surg, 2012, 1(1): 59-60.

(项捷，李鹤成)

瑞金胸外机器人手术学 AME Publishing Company

机器人辅助左肺上叶切除术

http://kysj.amegroups.com/articles/4801

扫码在线观看手术视频

第七章　机器人辅助肺段手术

第一节　右肺下叶背段切除术

1　临床资料

1.1　简要病史

患者，女性，55岁，因体检发现右肺下叶背段结节7月余来我院就诊，CT随访提示：结节较前增大变实，直径约0.9 cm。患者既往无特殊病史。为求进一步治疗入我院。

1.2　检查资料

CT示病灶前后径为9.3 mm，左右径为7.3 mm，上下径为6.7 mm(图1)。术前头颅MRI、骨扫描、全身淋巴结B超，上腹部CT增强未见转移；心肺功能无异常。全身浅表淋巴结无明显肿大。

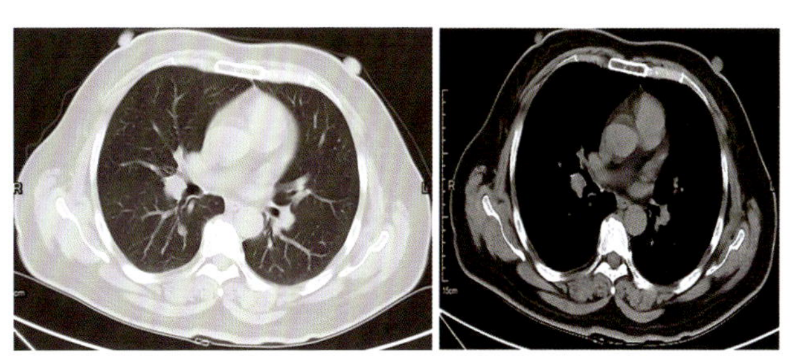

图1　胸部CT

1.3 术前准备

既往研究提示，对于直径小于2 cm的早期非小细胞肺癌患者行解剖性肺段切除术，总生存与肺叶切除无统计学差异[1-3]，而且肺段切除可以让患者保留更多的肺功能[4]，故对该患者行机器人辅助右肺下叶背段切除术。术前给以呼吸功能锻炼并进行呼吸道雾化。

2 操作步骤

2.1 麻醉与体位

对患者进行诱导全麻后，取右侧卧位，行双腔气管插管。患者手置于头部，取折刀状卧位，行单肺通气(图2)。

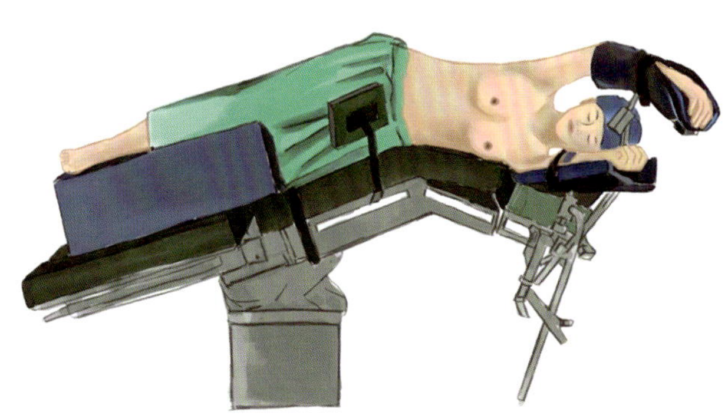

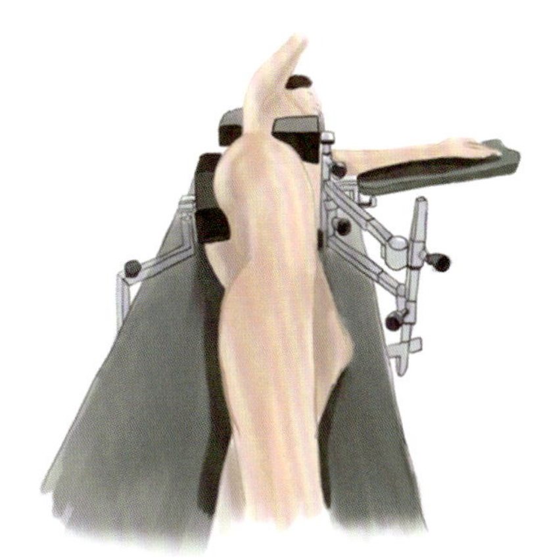

图2 折刀位

2.2 孔位

第8肋间腋中线12 mm trocar置入30°镜，第5肋间腋前线置入8 mm trocar放置第一臂，腋后线第8肋间放置第二臂，第8肋间脊柱上2 cm置入8 mm trocar放置第三臂，第7肋间近肋弓处放置12 mm trocar作辅助孔(图3)。

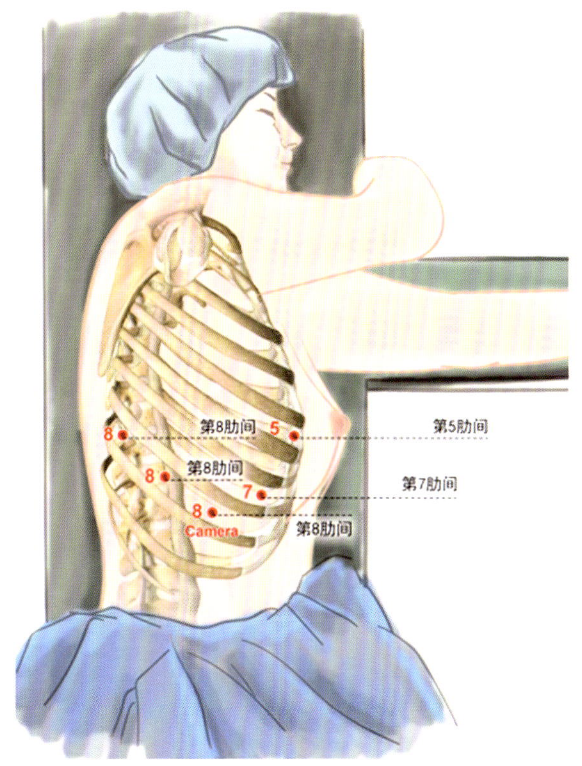

图3 机器人辅助右肺下叶背段切除术手术孔位

2.3 机器人操作臂的连接

机器人操作臂经手术床正上方连接，1号臂置入电凝钩，2号臂置入双极电凝抓钳，3号臂置入CADIERE抓钳，辅助孔内置入12 mm Trocar。同时注入CO_2气体。

2.4 手术过程(图4~图12)

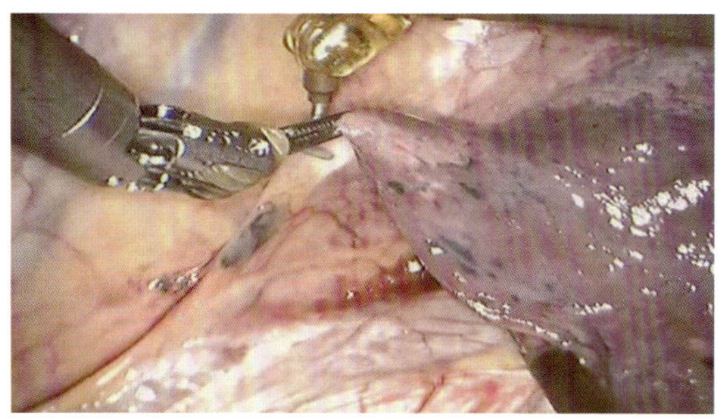

图4 3号臂将右肺下叶拉向前纵隔，暴露下肺韧带及后纵隔胸膜，电凝钩锐性分离右肺下韧带

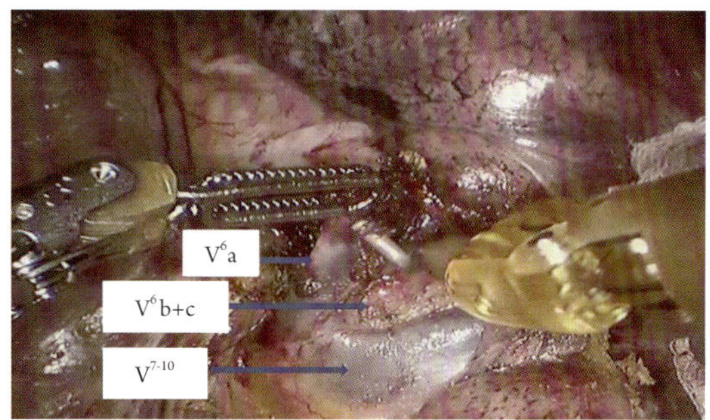

图5 继续向上分离右肺叶静脉表面结缔组织，充分暴露V^6a 和V^6b+c，因部分S^{8-10}的静脉血回流入V^6b+c，故下叶背段切除时，仅切断V^6a较佳[5]

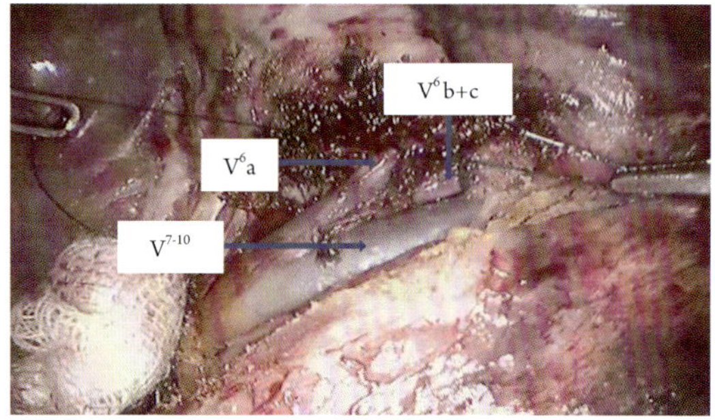

图6 充分利用机器人镜下打结缝合优势，结扎切断V^6a，保留V^6b+c

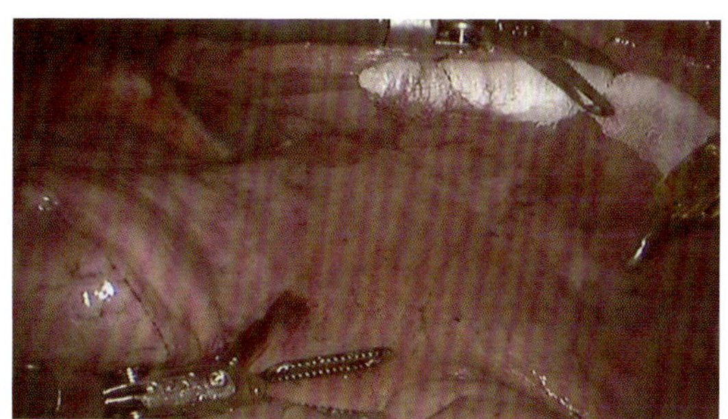

图7　3号臂持纱布将右肺上叶向头侧牵拉，2号臂将下叶向尾侧牵拉，暴露斜裂

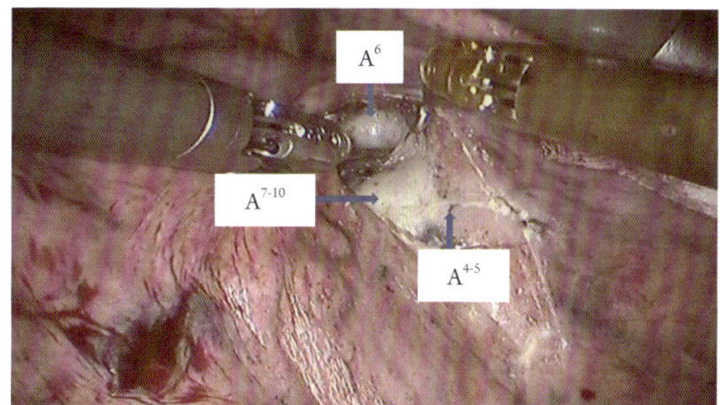

图8　打开斜裂，暴露肺动脉；斜裂分裂不全时，自动切割闭合器切断斜裂背部

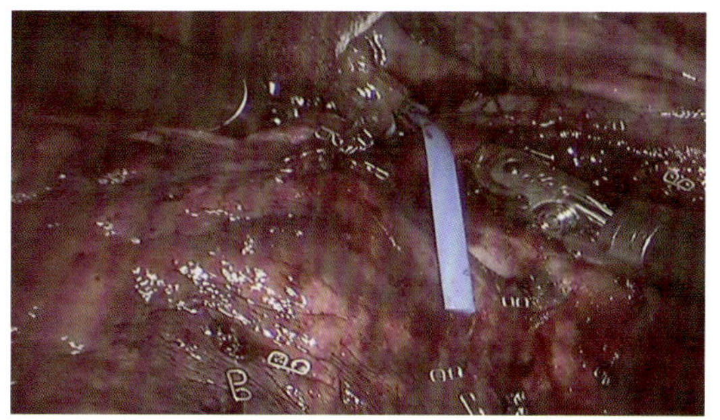

图9　游离A^6，确认无A^2发自A^6后，血管吊带提起A^6，自动切割闭合器切断之

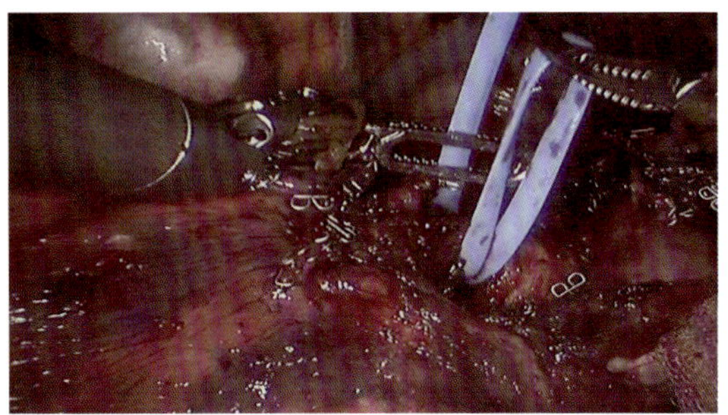

图10　提起A^6远端，向上充分游离，暴露B^6，自动切割闭合器切断，提起支气管残端，充分向远端游离

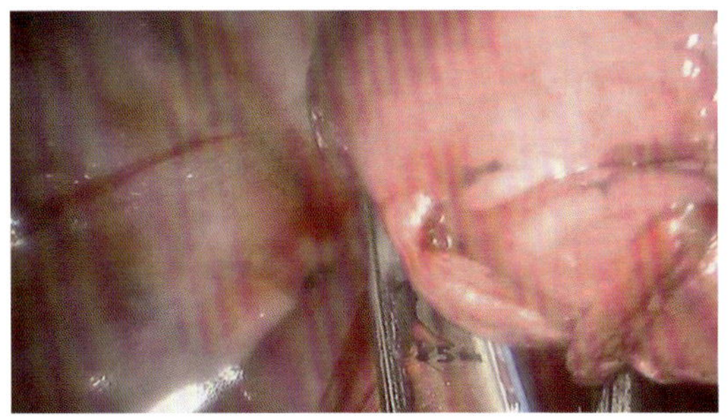

图11　充分鼓肺至右全肺均充气，再单肺通气令余肺萎陷确定段间平面，不能萎陷者即为右肺下叶背段，沿段间平面切下右肺下叶背段

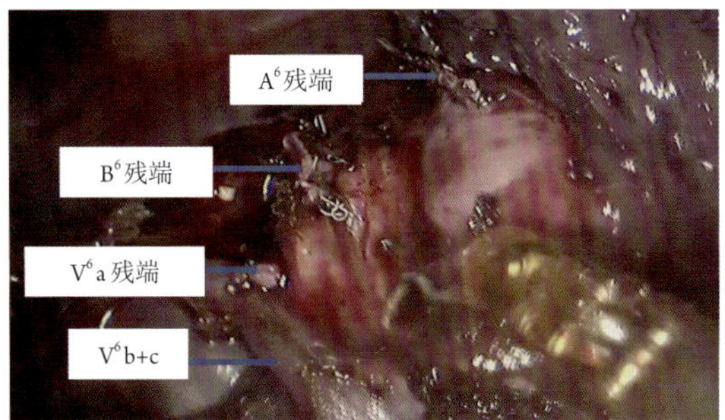

图12　标本袋取出标本，冰冻切片病理提示腺癌微侵润，第11、第13组淋巴结阴性

3　术后情况

术后第1天拔出胸引管，术后第3天带胸腔微管出院，术后1周入院门诊复查并拔出微管，恢复良好；术后病理诊断为原位腺癌微侵润，第2、第4、

第7、第9、第10组淋巴结均为阴性，术后病理分期：pT1aN0M0。

声明

作者宣称无任何利益冲突。

参考文献

[1] Okada M, Nishio W, Sakamoto T, et al. Effect of tumor size on prognosis in patients with non-small cell lung cancer: the role of segmentectomy as a type of lesser resection[J]. J Thorac Cardiovasc Surg, 2005, 129(1): 87-93.

[2] Keenan RJ, Landreneau RJ, Maley RH Jr, et al. Segmental resection spares pulmonary function in patients with stage I lung cancer[J]. Ann Thorac Surg, 2004, 78(1): 228-233; discussion 228-233.

[3] Ginsberg RJ, Rubinstein LV. Randomized trial of lobectomy versus limited resection for T1 N0 non-small cell lung cancer. Lung Cancer Study Group[J]. Ann Thorac Surg, 1995, 60(3): 615-622; discussion 622-623.

[4] Harada H, Okada M, Sakamoto T, et al. Functional advantage after radical segmentectomy versus lobectomy for lung cancer[J]. Ann Thorac Surg, 2005, 80(6): 2041-2045.

[5] Nomori H, Okada M. Illustrated textbook of anatomical pulmonary segmentectomy[M]. Springer;2012.

(李成强，李鹤成)

瑞金胸外机器人手术学 AME Publishing Company

机器人辅助右肺下叶背段切除术

http://kysj.amegroups.com/articles/4802

扫码在线观看手术视频

第二节　左肺上叶固有段切除术

1　临床资料

1.1　简要病史

患者，女性，65岁，因“体检发现肺部结节1月”入院，无咳嗽咳痰，无胸痛气促，无畏寒发热，无乏力盗汗，无声音嘶哑等不适。

1.2　检查资料

CT提示左肺上叶后段GGO(图1)。心肺功能、血气分析及实验室检查均未见明显异常。查体未见明显阳性体征，锁骨上淋巴结无明显肿大。无其他基础疾病史。

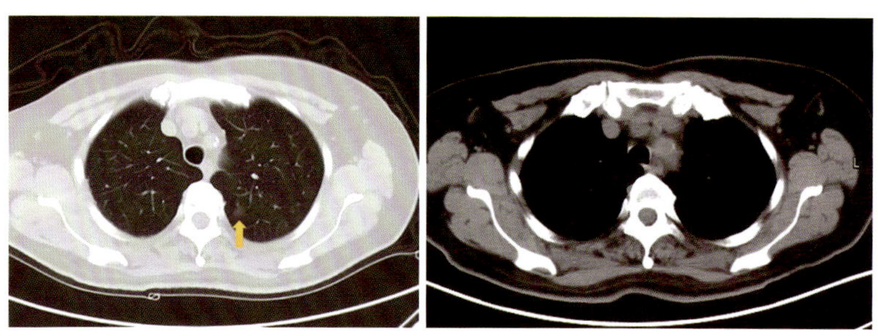

图1　术前CT示左肺上叶后段GGO(箭头处)

2　操作步骤

2.1　麻醉和体位

全麻，双腔插管，右侧单肺通气；取右侧卧位，折刀位(图2)。

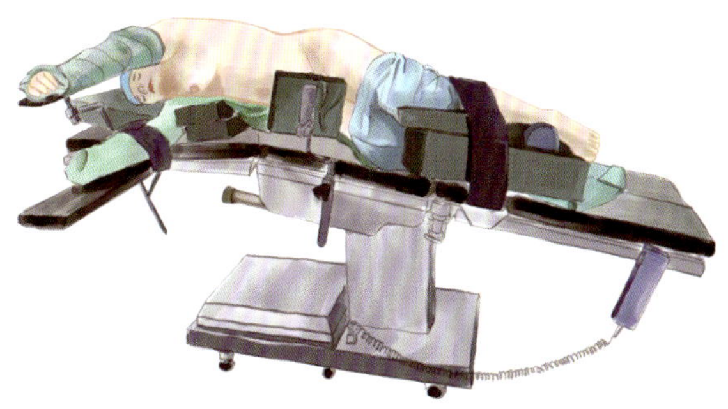

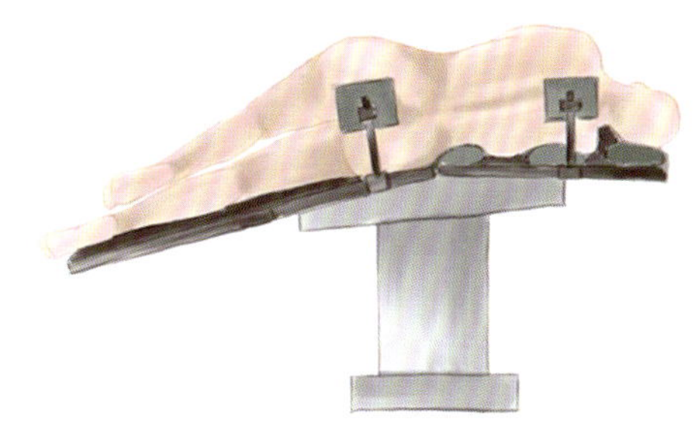

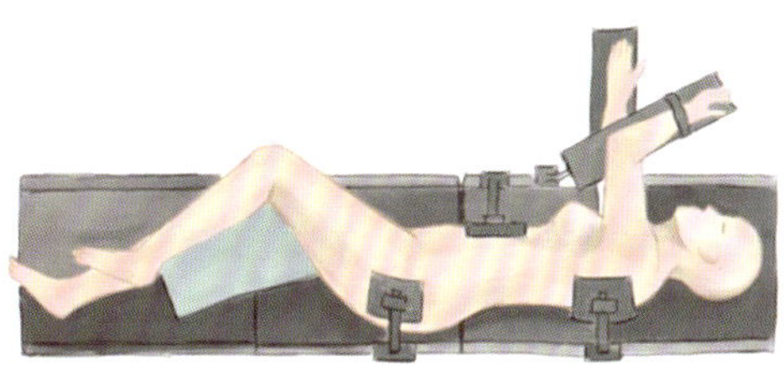

图2　折刀位

2.2　孔位

第8肋间腋中线12 mm trocar置入30°镜，第6肋间腋前线置入8 mm trocar放置第一臂，腋后线第8肋间放置第二臂，第7肋间脊柱上2 cm置入8 mm trocar放置第三臂，第8肋间近肋弓处放置12 mm trocar作辅助孔(图3)。

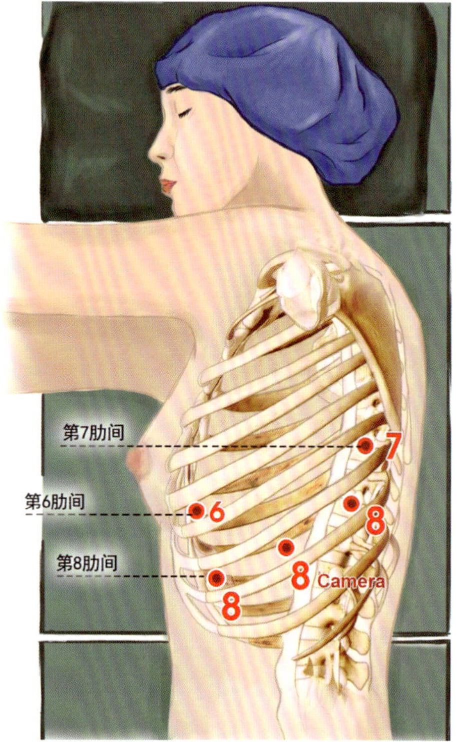

图3　手术孔位(第6、8、8、8、7肋间)

2.3　连接机器人操作臂

机器人操作臂经手术床正上方连接，1号臂置入电凝钩，2号臂置入双极电凝抓钳，3号臂置入CADIERE抓钳，辅助孔内置入12 mm Trocar。同时注入CO_2气体。

2.4　手术过程(图4~图18)

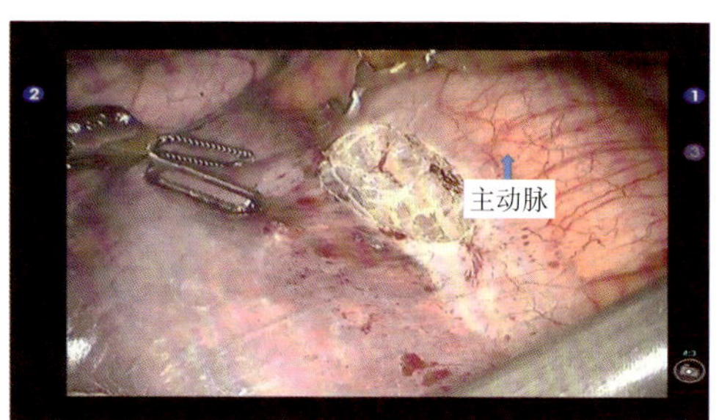

图4　打开后纵隔胸膜

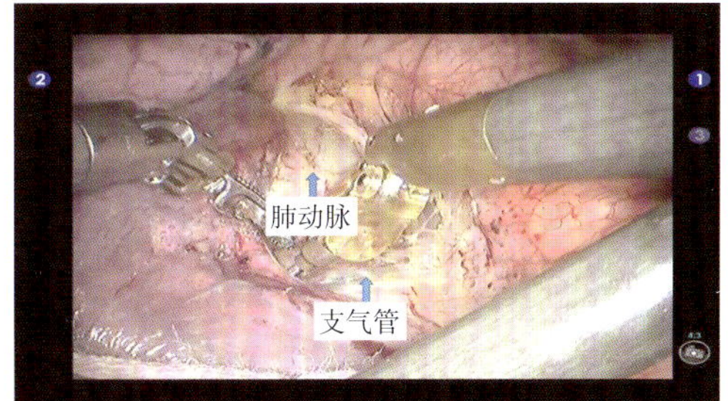

图5　清扫支气管与肺动脉间的淋巴结，显露肺动脉

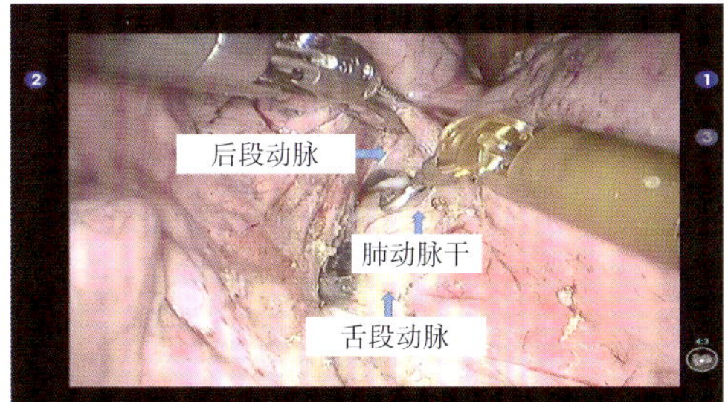

图6　从叶间裂解剖肺动脉，做隧道，打开后叶间裂

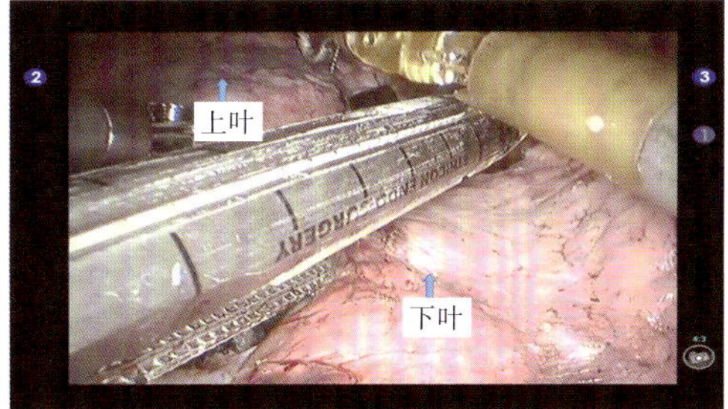

图7　用Echelon flex切开后叶间裂

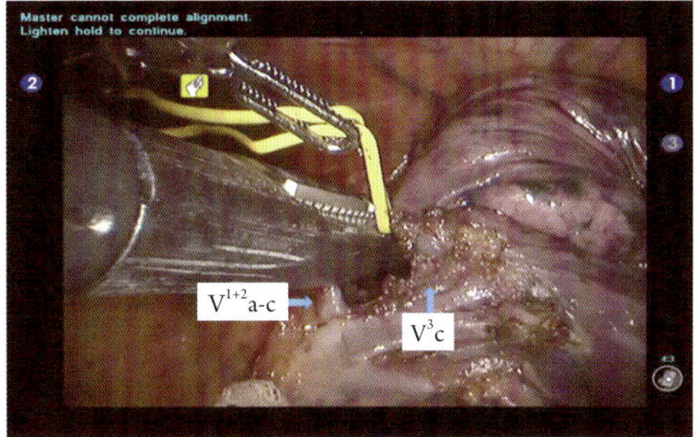

图8　骨骼化V^{1+2}a–c，并用Echelon flex切断

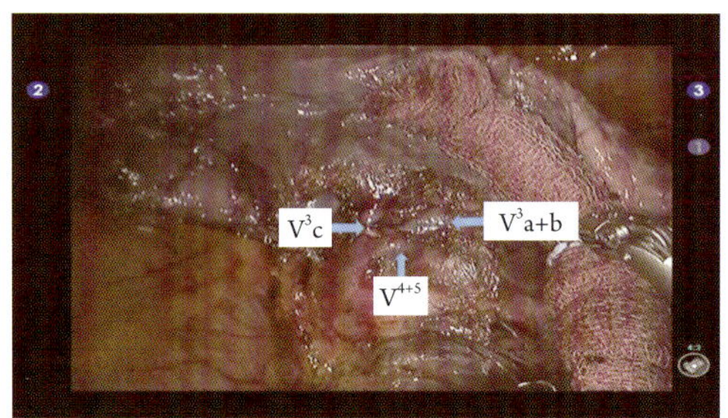

图9 骨骼化V^3c，结扎切断

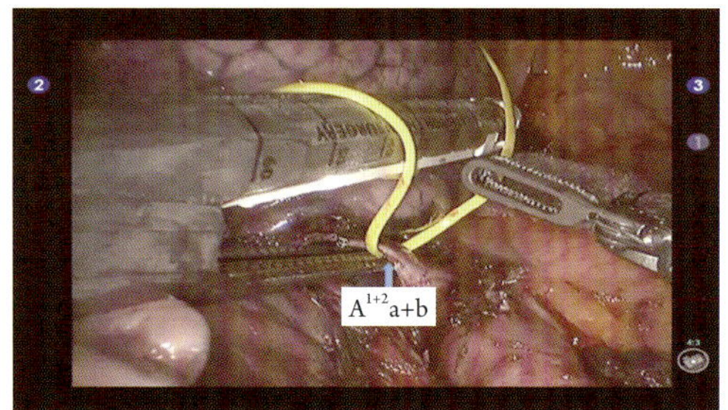

图10 骨骼化$A^{1+2}a+b$，Echelon切断

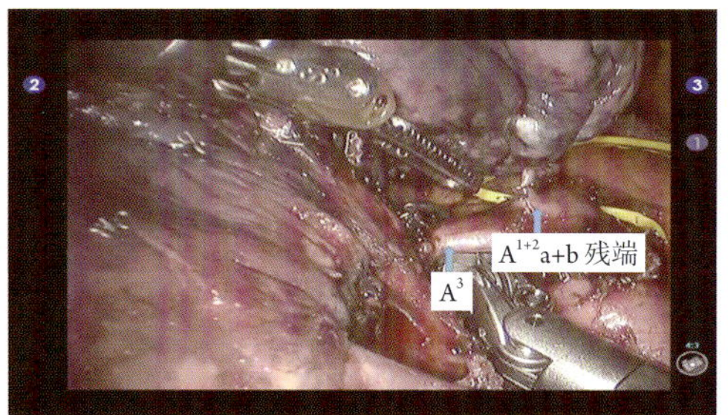

图11 骨骼化游离出A^3支

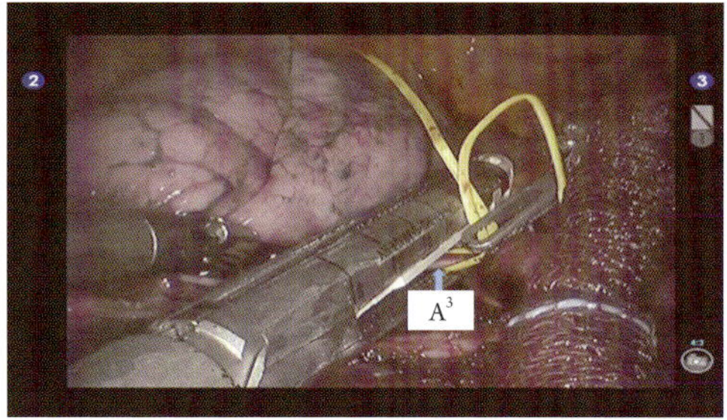

图12 Echelon flex切断A^3支

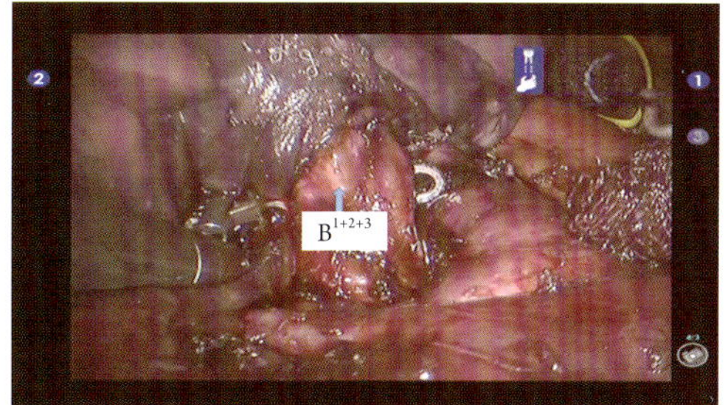

图13　解剖出B^{1+2+3}

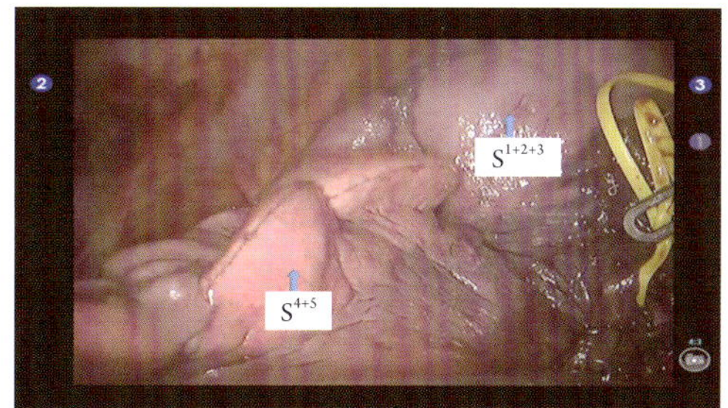

图14　试阻断B^{1+2+3}，明显鼓肺后显露出固有段平面

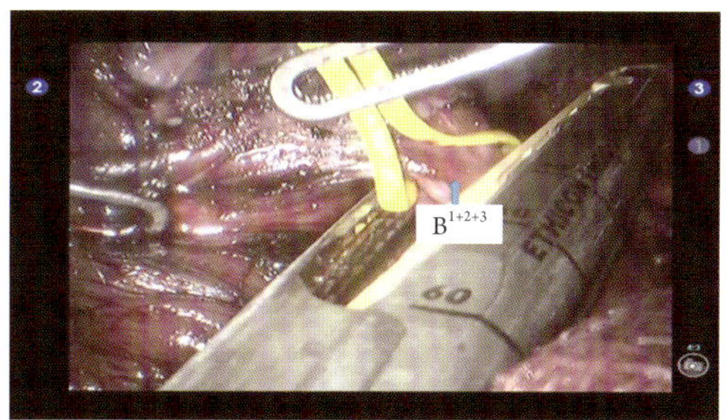

图15　用Echelon flex切断B^{1+2+3}

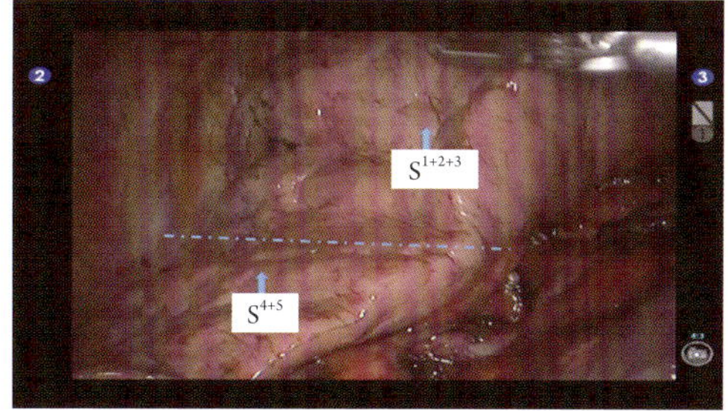

图16　鼓肺后吸气显露段间平面

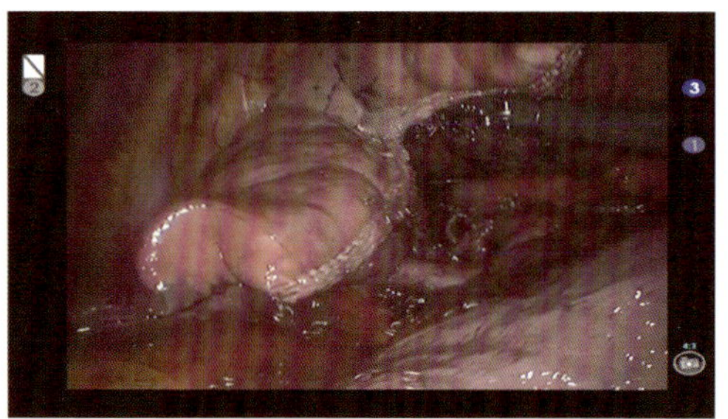

图17　用Echelon flex沿段间平面切下固有段

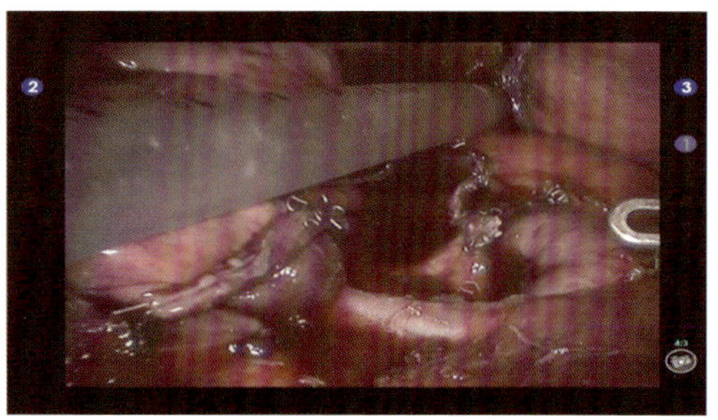

图18　注水鼓肺，检查肺有无漏气，仔细止血，放置胸引管，并关胸

3　术后情况

术后给予常规抗炎、化痰等治疗，观察术后第1天引流量为200 mL，术后第2日拔除胸引管，术后第3日出院。住院期间无任何相关并发症发生。术后病理证实为“左肺上叶固有段”局灶肺泡上皮不典型腺瘤样增生(AAH)。

4　讨论

左上肺叶的肺段解剖是达芬奇机器人应用于此类手术的的主要难点，由于肺段血管及支气管均较肺叶血管及支气管细小，同时肺段平面的确定也有一定难度，且左肺上叶动脉分支多，分离和牵拉过程中需仔细辨认，A^3分支较短易出血，因此术者需要熟练掌握肺段血管和支气管的精细解剖。达芬奇机器人由于其清晰、放大的手术视野和灵活的机械臂，较胸腔镜更易于解剖及闭合切割，4个机械臂中的第3个机械臂可使术者准确找到牵拉位置，同时减轻助手工作。术中我们采用后入路方式解剖肺门，使肺动脉始终暴露于视野中，提高了手术的安全性。在取出肺叶标本前注入CO_2气体，形成密闭空间，从而保持手术视野清晰[1-5]。

声明

作者声明所写的内容均中立及客观，无任何利益冲突。

参考文献

[1] Zhao X, Qian L, Lin H, et al. Robot-assisted lobectomy for non-small cell lung cancer in china: initial experience and techniques[J]. J Thorac Dis, 2010, 2(1): 26-28.

[2] Augustin F, Bodner J, Wykypiel H, et al. Initial experience with robotic lung lobectomy: report of two different approaches[J]. Surg Endosc, 2011, 25(1): 108-113.

[3] Cao C, Manganas C, Ang SC, et al. A systematic review and meta-analysis on pulmonary resections by robotic video-assisted thoracic surgery[J]. Ann Cardiothorac Surg, 2012, 1(1): 3-10.

[4] Augustin F, Bodner J, Maier H, et al. Robotic-assisted minimally invasive vs. thoracoscopic lung lobectomy: comparison of perioperative results in a learning curve setting[J]. Langenbecks Arch Surg, 2013, 398(6): 895-901.

[5] Nakamura H. Systematic review of published studies on safety and efficacy of thoracoscopic and robot-assisted lobectomy for lung cancer[J]. Ann Thorac Cardiovasc Surg, 2014, 20(2): 93-98.

(吴晗，李鹤成)

瑞金胸外机器人手术学 AME

机器人辅助左肺上叶固有段切除术

http://kysj.amegroups.com/articles/4803

扫码在线观看手术视频

第三节 左肺上叶尖后段切除术

1 临床资料

1.1 简要病史

患者，女性，50岁。体检发现左肺结节4年，定期随访，胸部CT提示左肺上叶尖后段磨玻璃病灶(GGO)(图1)，随访过程中病灶直径从5 mm增大至8 mm，患者为求进一步治疗入院。

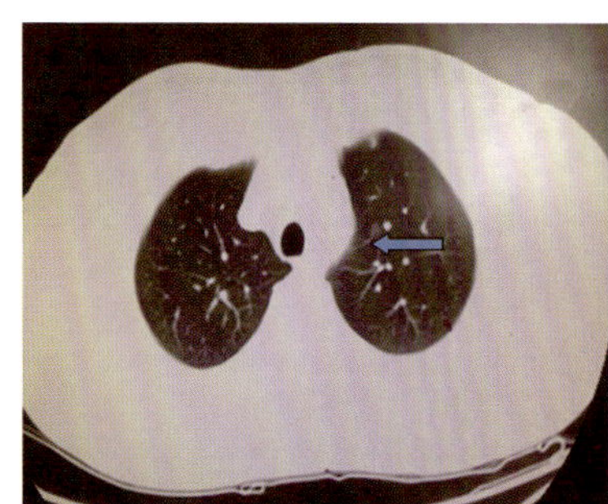
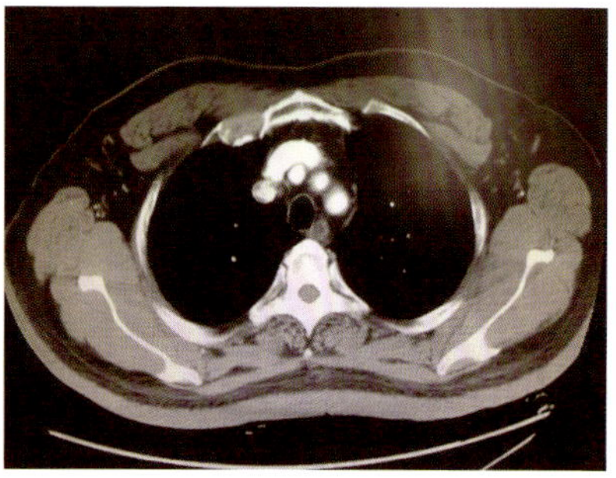

图1 胸部CT提示左肺上叶尖后段GGO

1.2 检查资料

心肺功能、血气分析及实验室检查均未见明显异常。查体未见明显阳性体征，锁骨上淋巴结无明显肿大。无既往病史。

2 操作步骤

2.1 麻醉和体位

全麻，双腔插管，右侧单肺通气；取右侧卧位，折刀位(图2)。

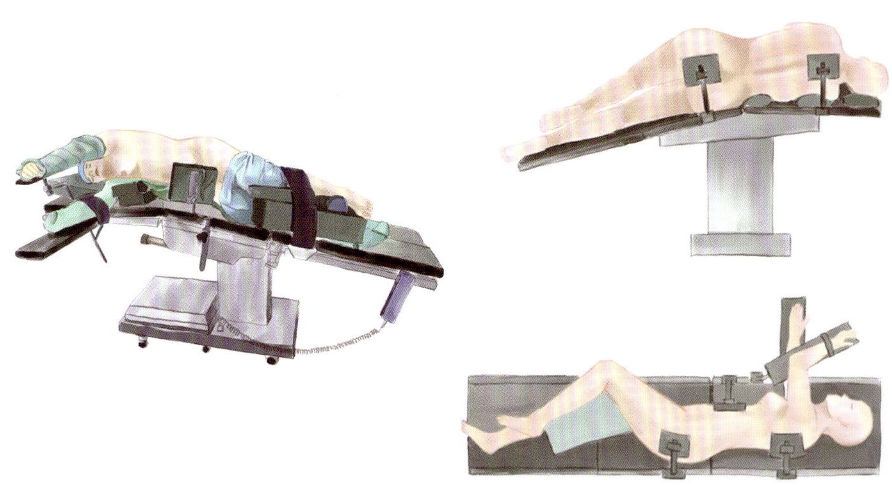

图2　折刀位

2.2　孔位

第8肋间腋中线12 mm trocar置入30°镜，第6肋间腋前线置入8 mm trocar放置第一臂，腋后线第8肋间放置第二臂，第7肋间脊柱上2 cm置入8 mm trocar放置第三臂，第8肋间近肋弓处放置12 mm trocar作辅助孔(图3)。

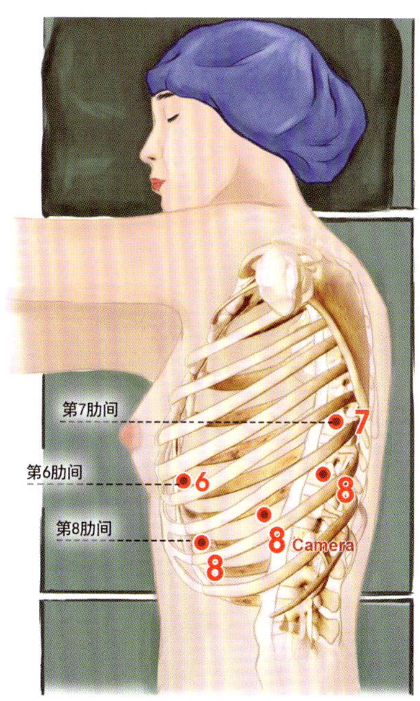

图3　手术孔位(第5、7、8、9、8肋间)

2.3 连接机器人操作臂

机器人操作臂经手术床正上方连接，1号臂置入电凝钩，2号臂置入双极电凝抓钳，3号臂置入CADIERE抓钳，辅助孔内置入12 mm Trocar。同时注入CO_2气体。

2.4 手术过程(图4~图18)

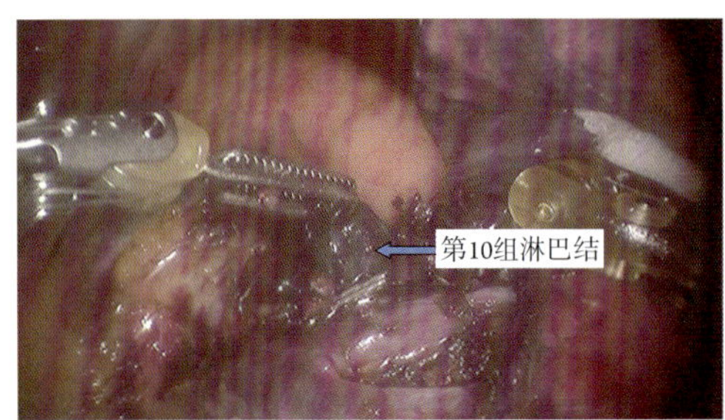

图4 打开肺门前方胸膜，清扫第10组淋巴结

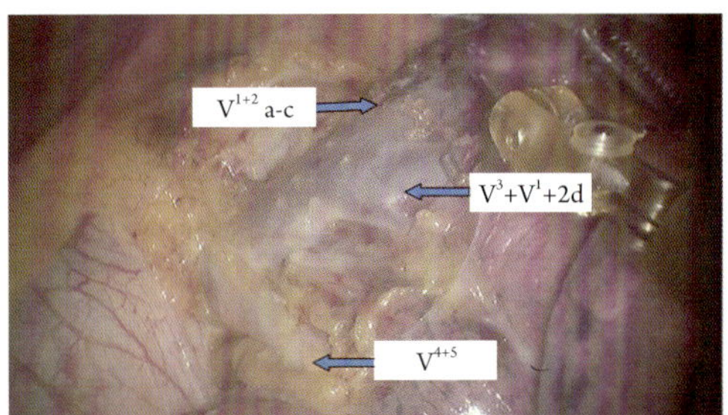

图5 显露左肺上叶静脉分支

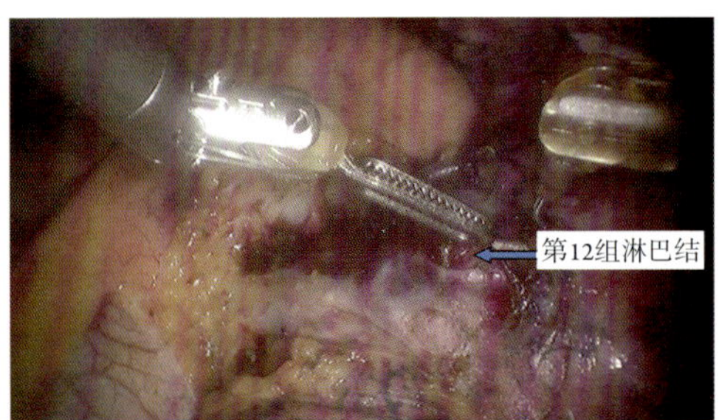

图6 继续向上分离静脉分支，清扫第12组淋巴结

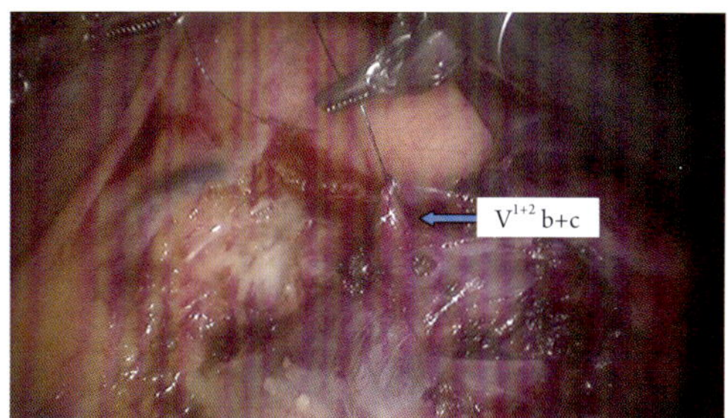

图7　沿左肺上叶静脉第一分支静脉主干继续向上分离出V^{1+2}静脉分支，结扎后切断V^{1+2}b+c

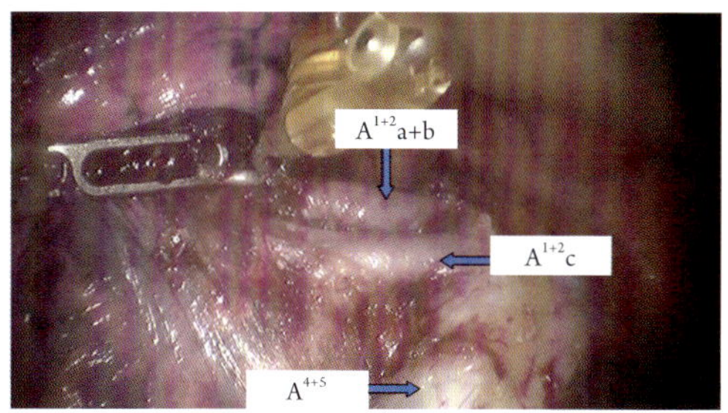

图8　打开叶间裂，显露叶间裂内动脉分支

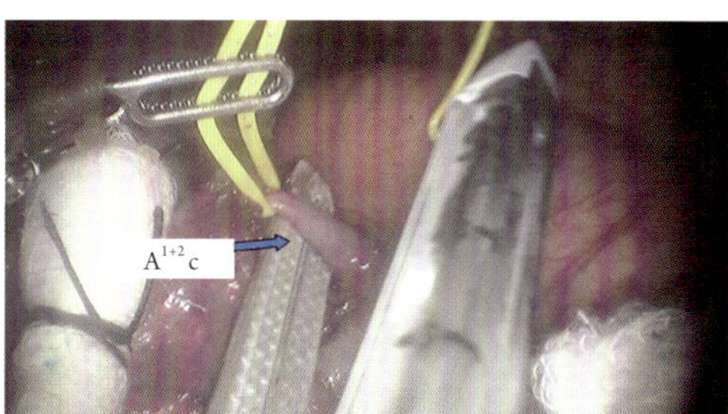

图9　游离A^{1+2}c动脉分支悬吊后，内镜切割缝合器切断

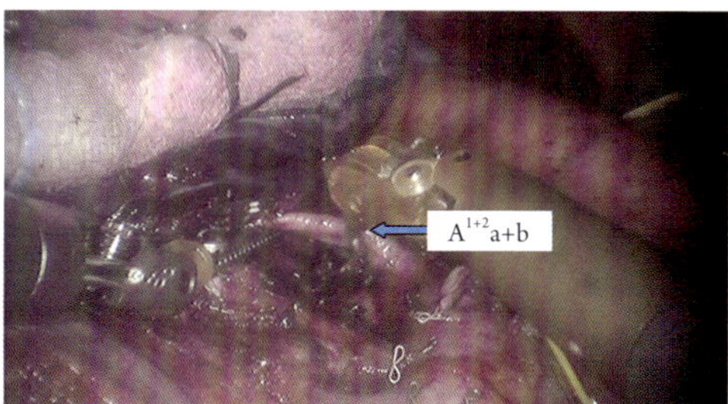

图10　游离A^{1+2} a+b动脉分支后，内镜切割缝合器切断

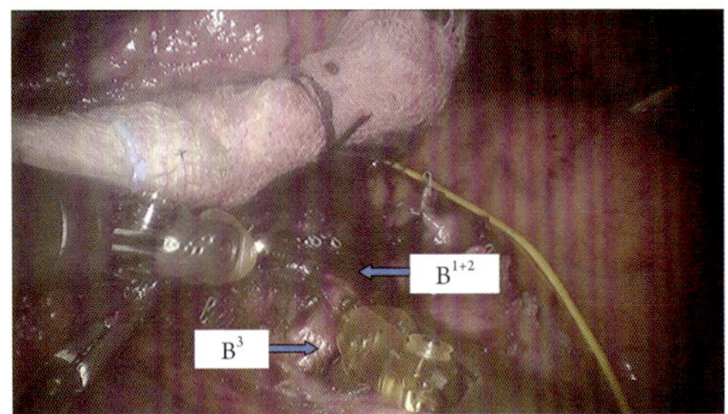

图11　游离B^{1+2}及B^3气管分叉

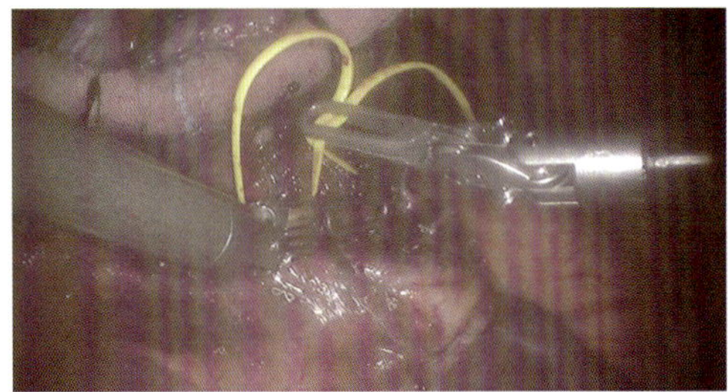

图12　悬吊后试阻断B^{1+2}后鼓肺确认段气管判断正确

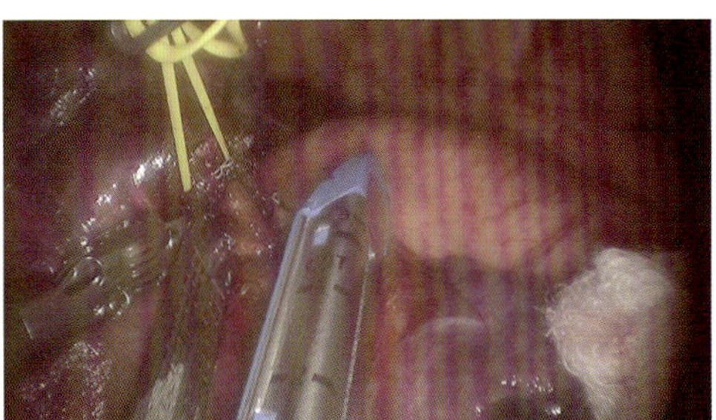

图13　悬吊B^{1+2}气管后内镜切割缝合器切断

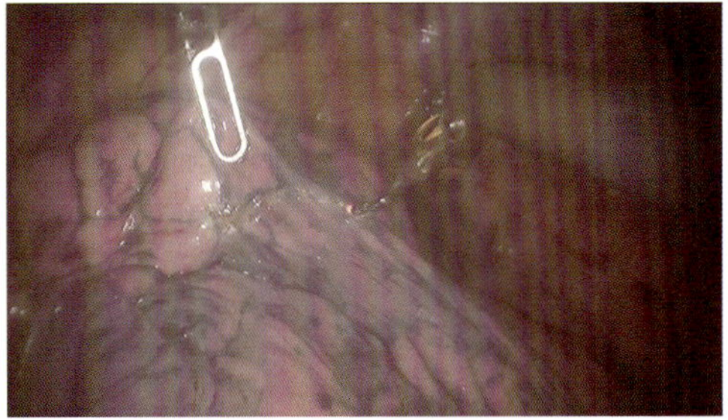

图14　继续鼓肺至完全左肺完全复张后待复张及萎陷肺组织边界产生后，电凝标记边界后内镜切割缝合器切断

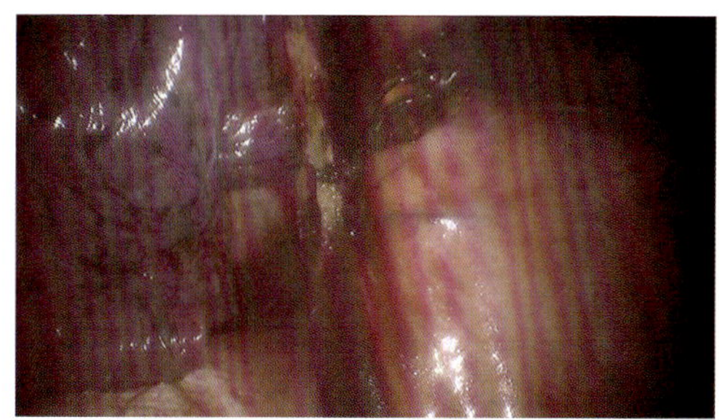

图15　游离下肺韧带，清扫第9组淋巴结

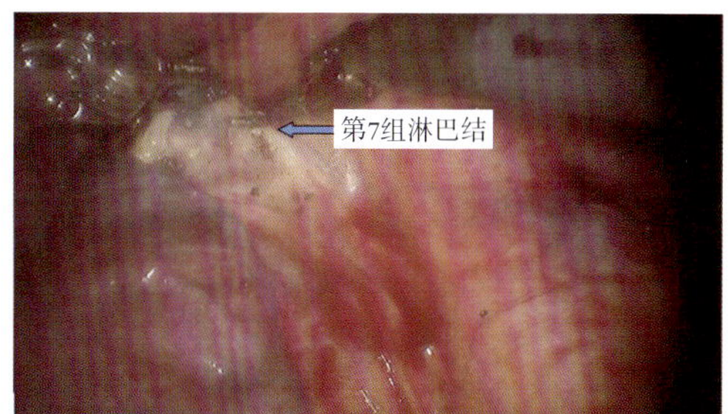

图16　打开后纵隔胸膜，清扫第7组淋巴结

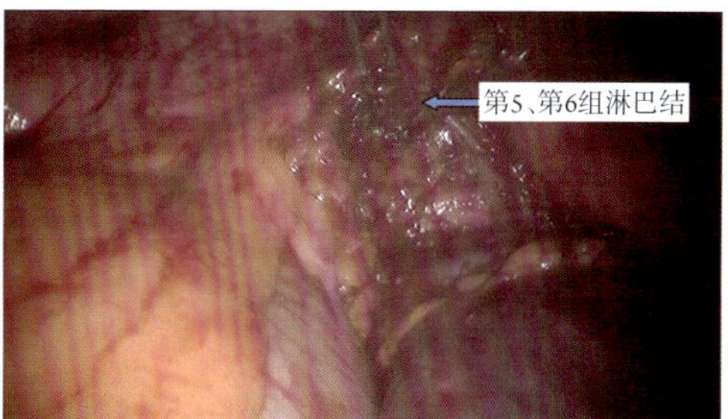

图17　打开前上纵隔胸膜清扫第5、第6组淋巴结

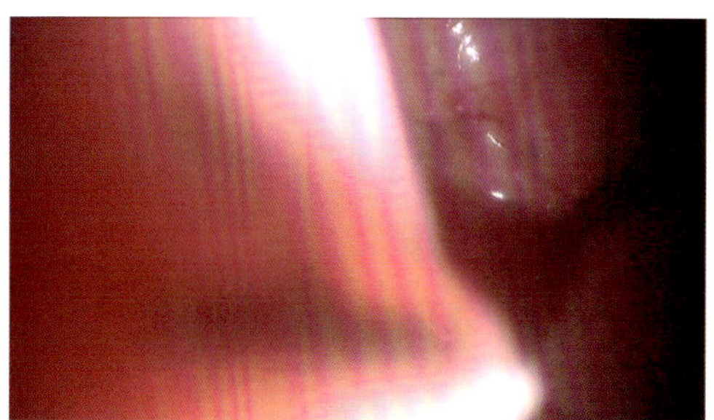

图18　注水鼓肺未见漏气，关胸，放置引流管

3　术后情况

术后给予常规抗炎、化痰等治疗，术后第2日拔除胸引管，术后第3日出院。住院期间无任何相关并发症发生。术后病理证实为：左肺上叶尖后段浸润性腺癌，pT1aN0M0，ⅠA期。

4　声明

作者声明所写的内容均中立及客观，不会因个人利益在写作方面有特定引导。

参考文献

[1] Hiroaki Nomori. Illustrated Anatomical Segmentectomy for Lung Cancer[M]. Japan, 2011.

[2] Shumin Wang, Weihong Meng. The Robotic Thoracic Surgery[M]. China: AME Publishing Company, 2015.

[3] Liu J, Lu W, Zhou X. Video-assisted thoracic surgery left S1+2+3 segmentectomy for lung cancer[J]. J Thorac Dis, 2014, 6(12): 1837-1839.

(杜海磊，李鹤成)

瑞金胸外机器人手术学　AME Publishing Company

机器人辅助左肺上叶尖后段切除术

http://kysj.amegroups.com/articles/4804

扫码在线观看手术视频

第四节　右肺上叶尖段切除术

1　临床资料

1.1　简要病史

患者，女性，61岁，体检发现右肺上叶结节半年，半月前复查胸部CT提示右肺上叶见一混合密度结节，边缘有毛刺，牵拉部分胸膜，为手术治疗入院。病程中精神、食欲正常，大小便正常，体重无变化。无肺癌家族史。

1.2　检查资料

头颅MRI、骨扫描/PET/CT等检查未见明显远处转移。心肺功能、血气分析及实验室检查均未见明显异常。查体未见明显阳性体征，锁骨上淋巴结无明显肿大。无既往疾病史。胸部CT见右肺上叶一直径约0.9 cm的结节，呈混合密度，边缘见小毛刺(见图1)。骨扫描，头颅MRI，淋巴结超声未见远处转移病灶。

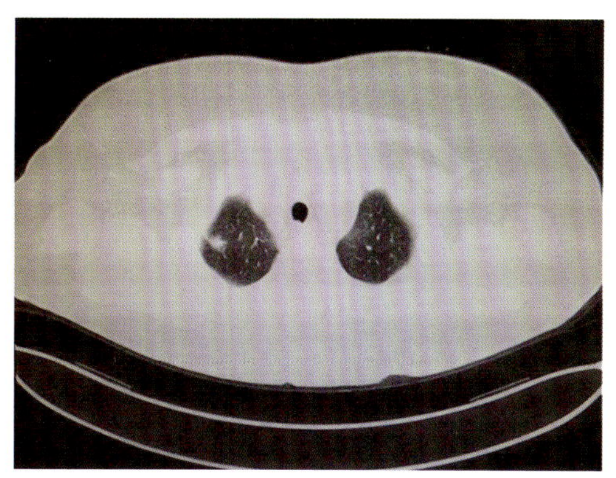

图1　胸部CT平扫见右肺尖段一小结节

2　操作步骤

2.1　麻醉与体位

全麻，双腔插管，左侧卧位，左侧单肺通气(图2)。

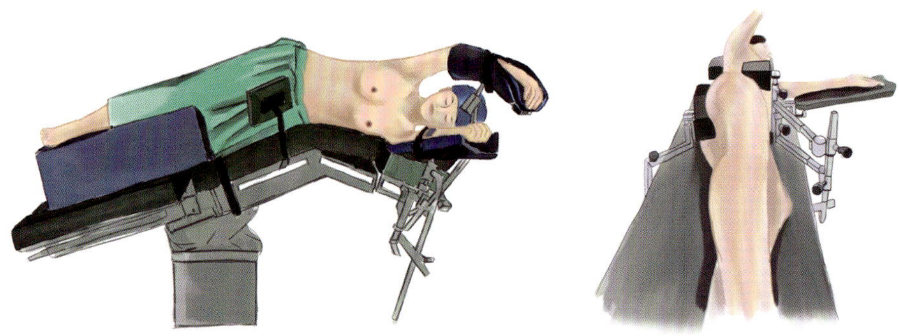

图2　折刀位

2.2　孔位

第8肋间腋中线12 mm trocar置入30°镜，第5肋间腋前线置入8 mm trocar放置第一臂，腋后线第9肋间放置第二臂，第8肋间脊柱上2 cm置入8 mm trocar放置第三臂，第7肋间近肋弓处放置12 mm trocar作辅助孔(图3)。

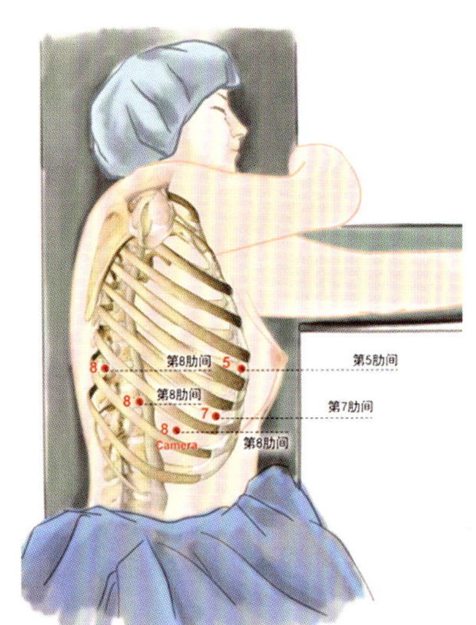

图3　手术孔位(第5、7、8、8、8肋间)

2.3　连接机器人操作臂

机器人操作臂经手术床正上方连接，1号臂置入电凝钩，2号臂置入双极电凝抓钳，3号臂置入CADIERE抓钳，辅助孔内置入12 mm Trocar。同时注入CO_2气体。

2.4 手术步骤(图4~图13)

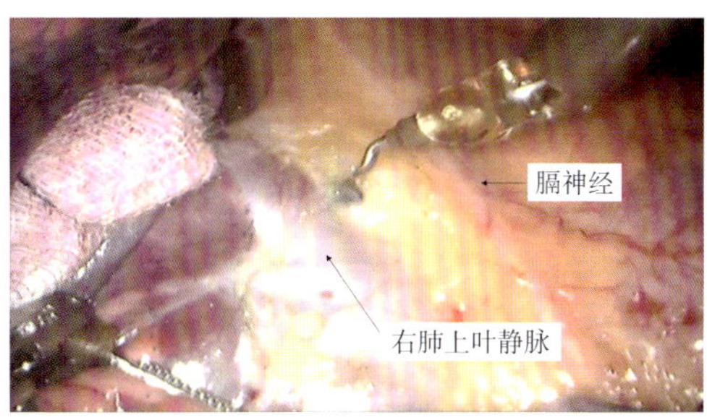

图4 打开纵隔胸膜

操作步骤：分离肺韧带后，沿肺门向头侧分离纵隔胸膜，暴露右肺上叶血管，注意保护膈神经。

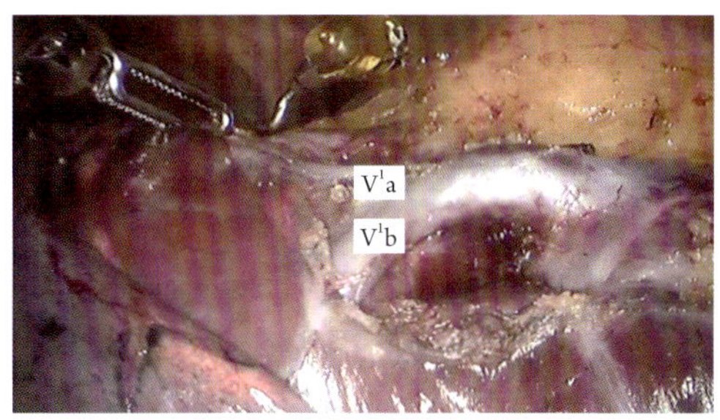

图5 分离暴露右肺上叶静脉分支

操作步骤：自右肺上叶静脉主干向远端分离，暴露右肺上叶静脉分支，并清扫附近淋巴结，辨认尖段静脉后再向远端分离，充分暴露尖段静脉V^1a和V^1b。

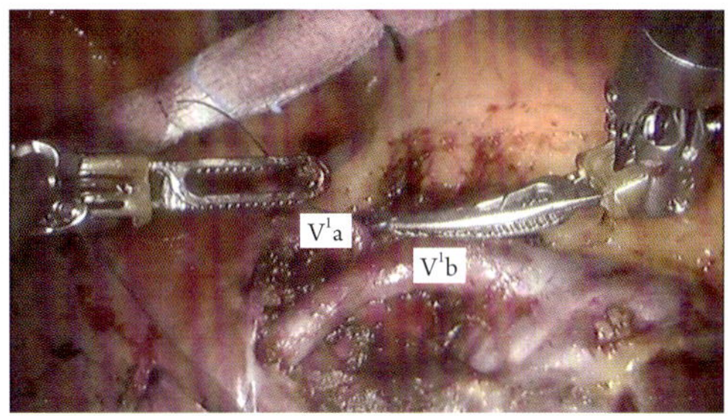

图6 结扎尖段静脉V^1a

操作步骤：尖段静脉V^1a较细，故用丝线于根部结扎。

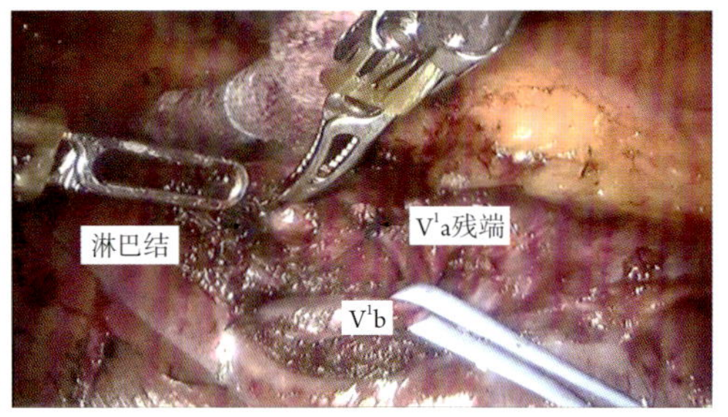

图7　断离尖段静脉V^1a

操作步骤：结扎并断离尖段静脉V^1a，用皮筋牵拉开尖段静脉V^1b，清扫叶间淋巴结，注意保护后方的右肺上叶动脉分支。

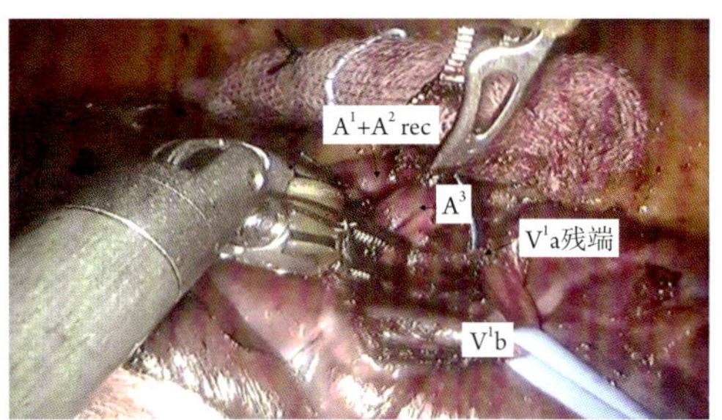

图8　暴露右肺上叶尖段动脉A^1

操作步骤：断离尖段静脉V^1a后继续向头侧仔细分离，清扫叶间淋巴结后暴露右肺上叶动脉前干，前干分为尖段动脉A^1、后段动脉返支A^2 rec和前段动脉A^3。

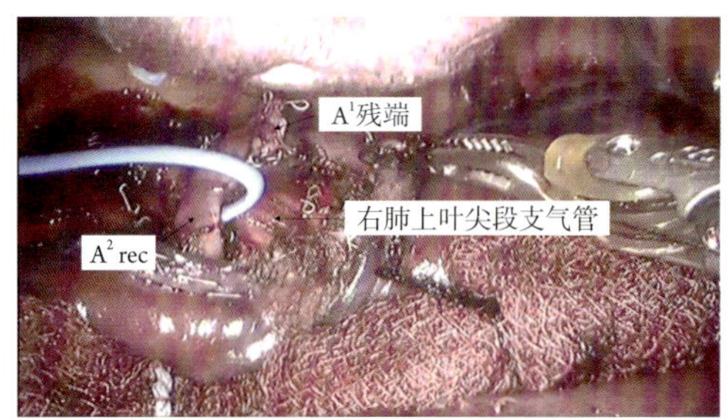

图9　断离右肺上叶尖段动脉A^1

操作步骤：用直线切割器断离尖段动脉后，用皮筋牵拉开前、后段动脉返支，清扫附近淋巴结后暴露尖段支气管。

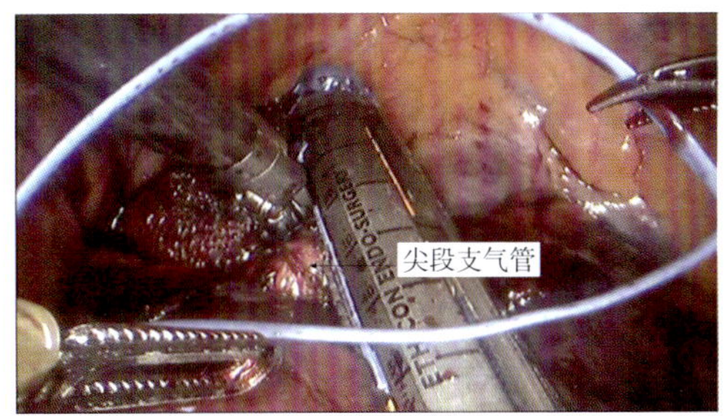

图10　断离右肺上叶尖段支气管

操作步骤：暴露并游离尖段支气管后，用血管钳夹闭后鼓肺确定切除范围，再用皮筋向侧方牵拉，便于直线切割器穿过断离尖段支气管。用电钩于肺表面做记号标记出切除范围。

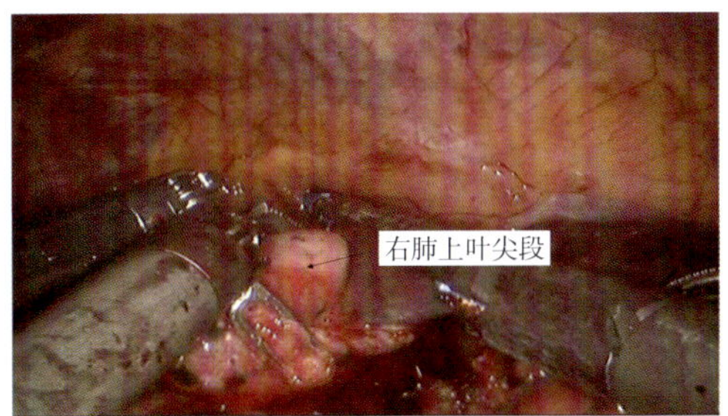

图11　切除右肺上叶尖段

操作步骤：用直线切割器沿标记将右肺上叶尖段切除。

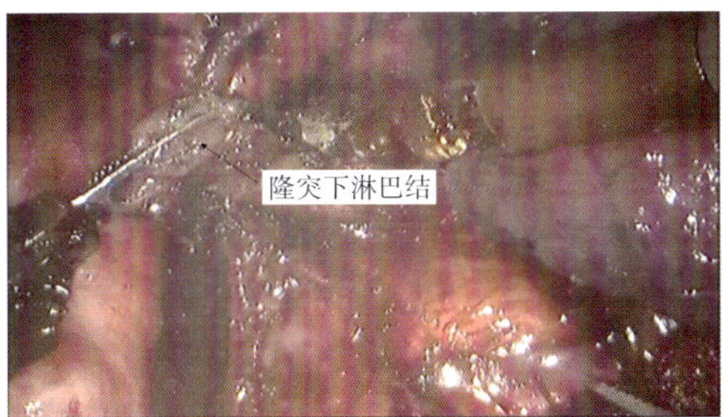

图12　清扫隆突下淋巴结

操作步骤：分离背侧纵隔胸膜，暴露隆突，清扫隆突下淋巴结。

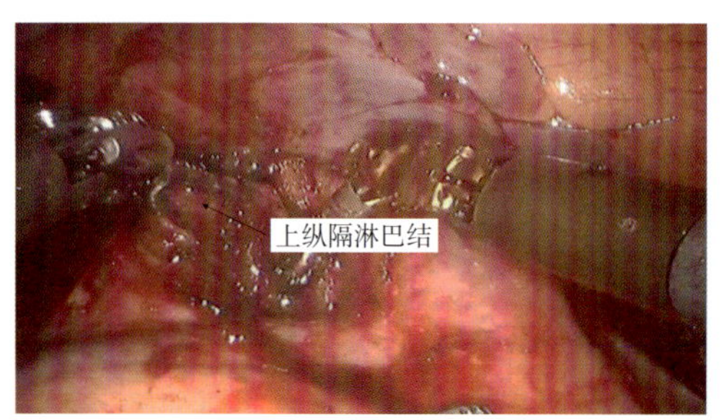

图13　清扫上纵隔淋巴结

操作步骤：最后分离上纵隔胸膜，于气管前方，上腔静脉后方，奇静脉弓上方清扫上纵隔淋巴结。

3　术后情况

术后给予常规抗炎、化痰等治疗，术后第2天拔除胸管，术后第3天出院。住院期间无任何相关并发症发生。术后病理证实为原位腺癌，病理分期：TisN0M0，0期。

4　讨论

微创胸腔镜辅助(video-assisted thoracic surgery，VATS)肺部手术近几年随着技术及器械的发展而应用得越来越广泛，从良性疾病发展到恶性肿瘤，VATS肺叶切除术治疗早期肺恶性肿瘤的远期疗效已被证实与传统开胸手术无异[1-2]。目前机器人辅助肺叶切除术治疗早期肺癌已被证实能够达到与传统VATS相同的短期疗效[3-4]，其长期疗效已有报道与传统开胸手术相似[5-6]。对于机器人辅助肺段手术，一篇包含93例肺段切除术的文献[7]报道：机器人辅助肺段切除术平均出血量为20 mL，平均淋巴结清扫为19枚，平均手术时间为88 min，术后30 d及90 d无死亡病例，证实了机器人肺段手术的可行性及安全性。另一篇文献对比了VATS肺段手术及机器人肺段手术，结果显示：两者在手术时间、并发症、术后恢复方面无差异[8]。但目前机器人肺段手术的长期效果仍需更多研究验证。

声明

作者声明无任何利益冲突。

参考文献

[1]　Paul S, Isaacs AJ, Treasure T, et al. Long term survival with thoracoscopic versus open lobectomy: propensity matched comparative analysis using SEER-Medicare database[J].

BMJ,2014,349: g5575.

[2] Lee PC, Nasar A, Port JL, et al. Long-term survival after lobectomy for non-small cell lung cancer by video-assisted thoracic surgery versus thoracotomy[J]. Ann Thorac Surg,2013, 96(3): 951-960; discussion 960-961.

[3] Louie BE, Wilson JL, Kim S, et al. Comparison of Video-Assisted Thoracoscopic Surgery and Robotic Approaches for Clinical Stage I and Stage II Non-Small Cell Lung Cancer Using The Society of Thoracic Surgeons Database[J]. Ann Thorac Surg,2016,102(3):917-924.

[4] Mungo B, Hooker CM, Ho JS, et al. Robotic Versus Thoracoscopic Resection for Lung Cancer: Early Results of a New Robotic Program[J]. J Laparoendosc Adv Surg Tech A,2016, 26(4): 243-248.

[5] Park BJ, Yang HX, Woo KM, et al. Minimally invasive (robotic assisted thoracic surgery and video-assisted thoracic surgery) lobectomy for the treatment of locally advanced non-small cell lung cancer[J]. J Thorac Dis,2016,8(Suppl 4): S406-S413.

[6] Yang HX, Woo KM, Sima CS, et al. Long-term Survival Based on the Surgical Approach to Lobectomy For Clinical Stage I Nonsmall Cell Lung Cancer: Comparison of Robotic, Video-assisted Thoracic Surgery, and Thoracotomy Lobectomy[J]. Ann Surg,2016,22. [Epub ahead of print]

[7] Cerfolio RJ, Watson C, Minnich DJ, et al. One Hundred Planned Robotic Segmentectomies: Early Results, Technical Details, and Preferred Port Placement[J]. Ann Thorac Surg,2016, 101(3): 1089-1095; Discussion 1095-1096.

[8] Rinieri P, Peillon C, Salaün M, et al. Perioperative outcomes of video- and robot-assisted segmentectomies[J]. Asian Cardiovasc Thorac Ann,2016,24(2): 145-151.

(韩丁培，李鹤成)

瑞金胸外机器人手术学　AME Publishing Company

机器人辅助右肺上叶尖段切除术

http://kysj.amegroups.com/articles/4805

扫码在线观看手术视频

第八章　机器人辅助食管癌Ivor–Lewis术

1　临床资料

1.1　简要病史

患者，男性，51岁。患者一周前无明显诱因出现进食硬质食物后吞咽困难，无胸痛，无反酸嗳气，无体重减轻。胃镜检查距门齿35 cm处见一直径为3 cm的肿块，活检病理诊断为食管鳞状细胞癌。无既往病史。患者为进一步治疗入院。

1.2　检查资料

胸、腹部CT提示食管下段增厚(图1)，肝、肺无转移，未见淋巴结肿大。胃肠钡餐造影提示下段食管充盈缺损。患者术前心肺功能及实验室检查无异常。体格检查无阳性体征。

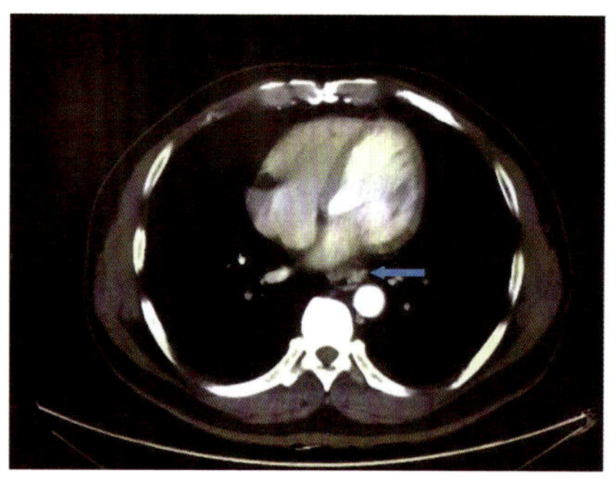

图1　食管下段占位、无纵隔淋巴结肿大

2 操作步骤

2.1 麻醉和体位

2.1.1 腹部操作

全麻，双腔插管、双肺通气，患者取平卧位(图2)。

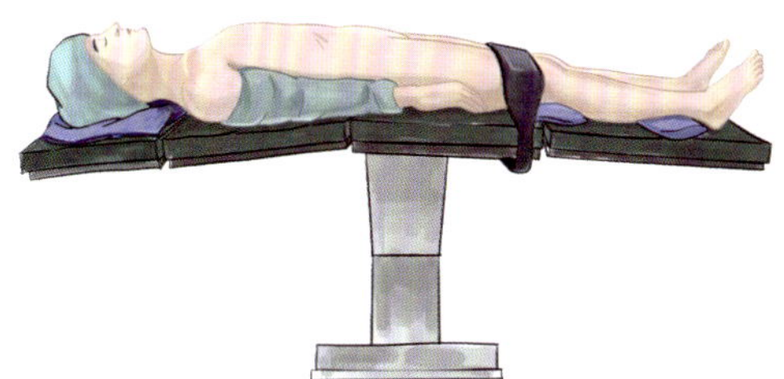

图2 食管癌手术，平躺体位

2.1.2 胸部操作

患者腹部操作完成后改为左侧45°俯卧位，左侧单肺通气(图3)。

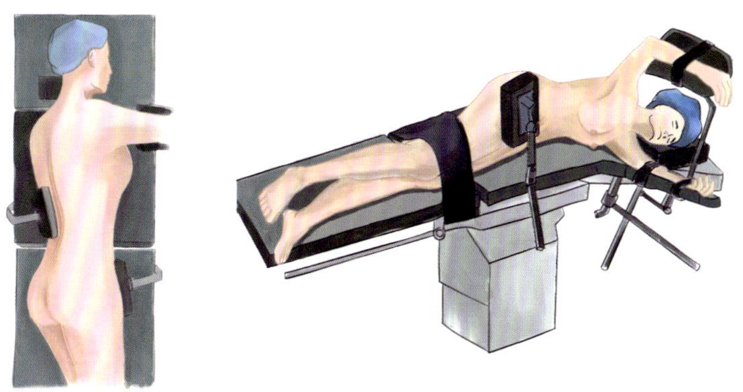

图3 食管癌手术体位，侧卧45°

2.2 孔位

2.2.1 腹腔操作

腹部切口：采用五孔法，脐孔下2 cm穿刺12 mm trocar作为观察孔；左腋前线肋弓下2 cm水平作8 mm trocar 为1号机械臂主操作孔；右锁骨中线脐孔上1 cm水平作8 mm trocar为2号机械臂操作孔；右腋前线肋弓下2 cm水平作8 mm trocar

作8 mm trocar为3号机械臂操作孔；左锁骨中线脐孔上1 cm水平作12 mm trocar为辅助孔，用于助手进行牵拉、钳夹、吸引和操作直线切割器。做管状胃时撤去2号臂进切割器(图4)。

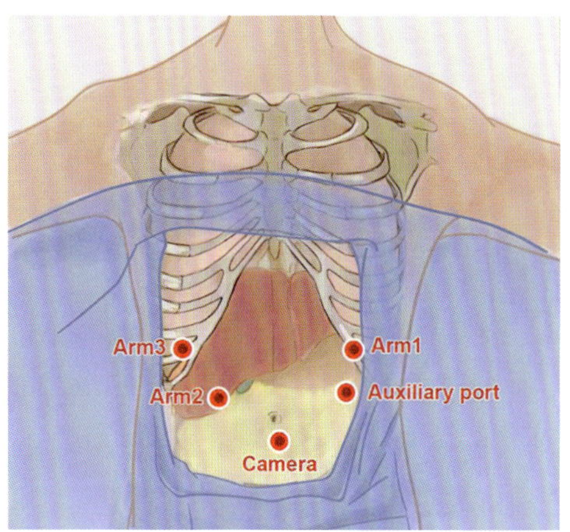

图4 腹部操作孔位

2.2.2 胸部操作

胸部切口：采用五孔法，观察孔位于右腋前线第5肋间，1号机械臂操作孔位于3肋间腋后线，2号机械臂操作孔位于第8肋间腋后线，3号机械臂操作孔位于第10肋间腋后线，第7肋间腋前线置入12 mm trocar作辅助操作孔(图5)。

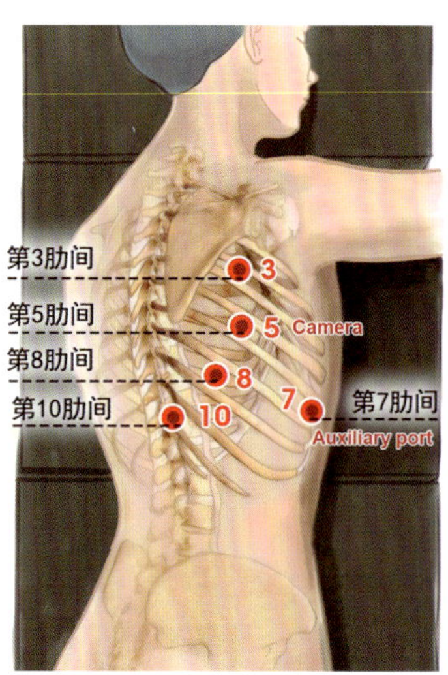

图5 胸部操作孔位

2.3 连接机器人操作臂

2.3.1 胸部

机器人操作臂经手术床侧方(患者背侧)进入，1号臂置入电凝钩或马里兰钳，2号臂置入CADIERE抓钳，3号臂置入双极电凝抓钳。辅助孔置入12mm Trocar。同时注入CO_2气体。

2.3.2 腹部

机器人操作臂经手术床正上方连接，1号臂置入超声刀，2号臂置入CADIERE抓钳，3号臂置入双极电凝抓钳。辅助孔置入12mm Trocar。同时注入CO_2气体。

2.4 手术过程

2.4.1 腹部操作(图6~图12)

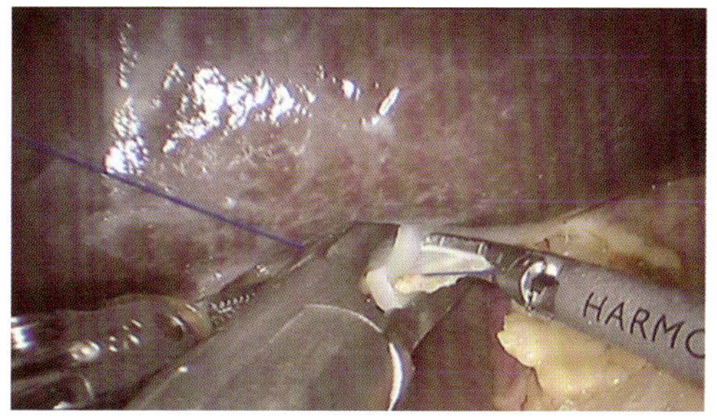

图6 荷包线悬吊肝脏

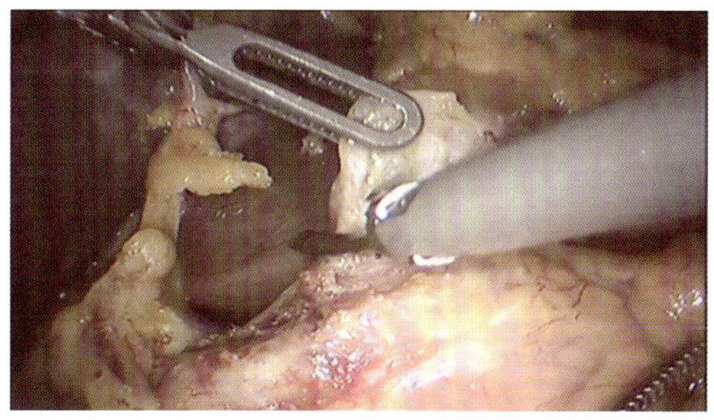

图7 沿肝总动脉、腹腔干及脾动脉完整清扫淋巴结

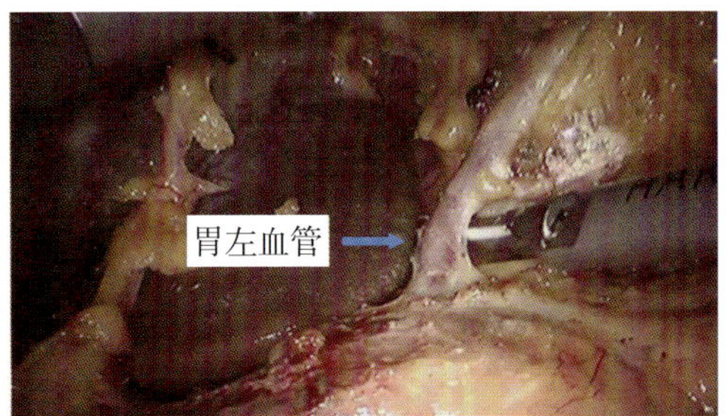

图8　清扫胃左血管旁淋巴结，骨骼化胃左血管并离断

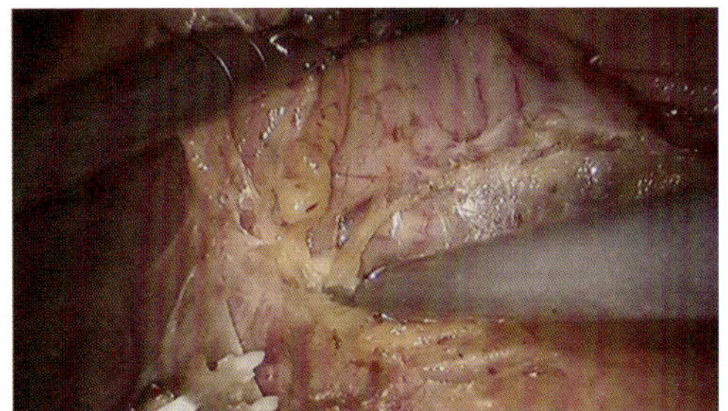

图9　分离胃后壁与胰腺粘连

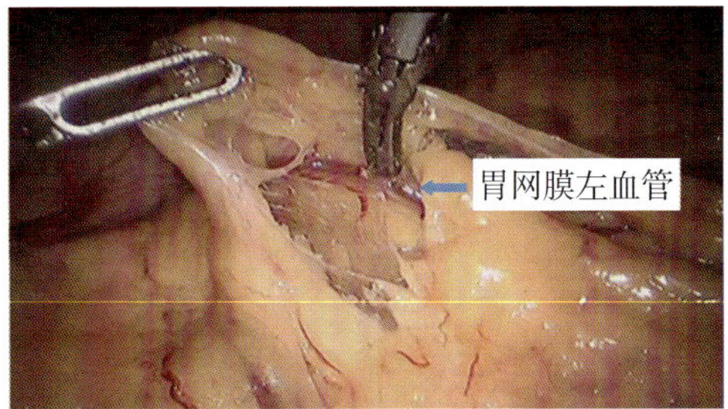

图10　沿大弯侧打开胃结肠韧带，切断胃网膜左血管

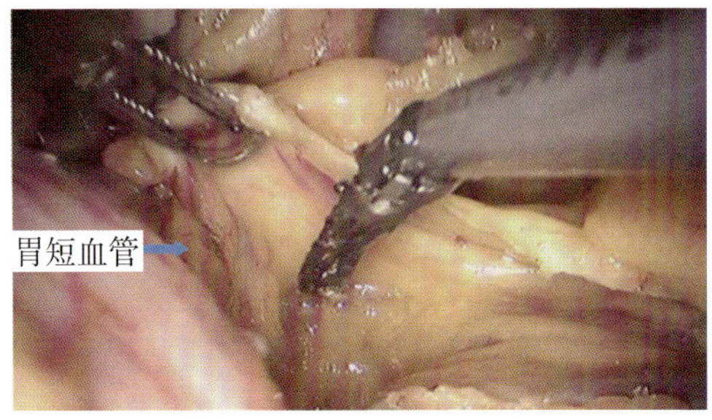

图11　切断各支胃短血管

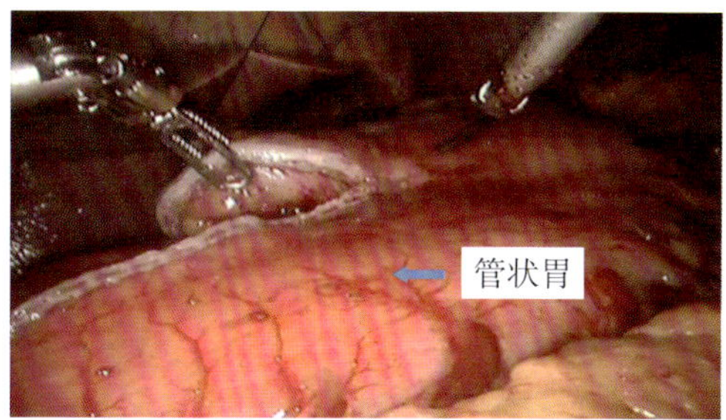

图12　胃游离完全，沿胃小弯侧用切割缝合器制作管状胃至胃底

2.4.2　胸部手术过程(图13~图22)

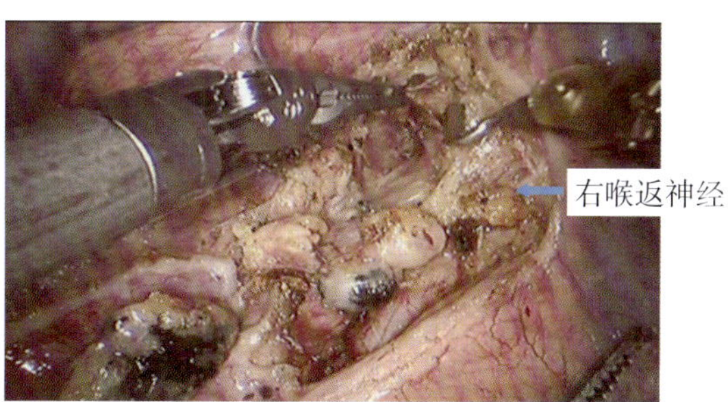

图13　完整清扫右侧喉返神经旁淋巴结及脂肪组织

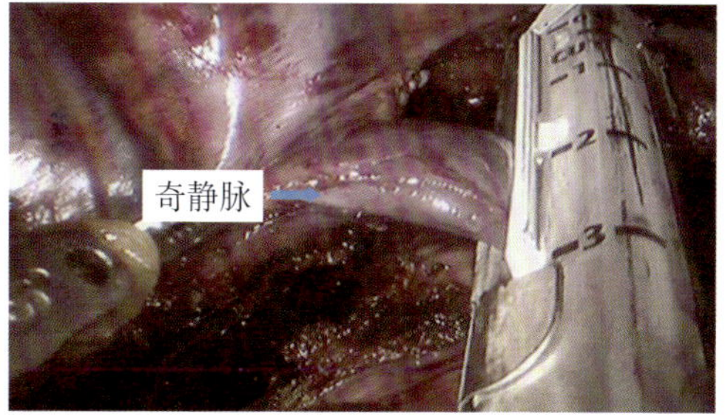

图14　分离并用切割缝合器切断奇静脉弓

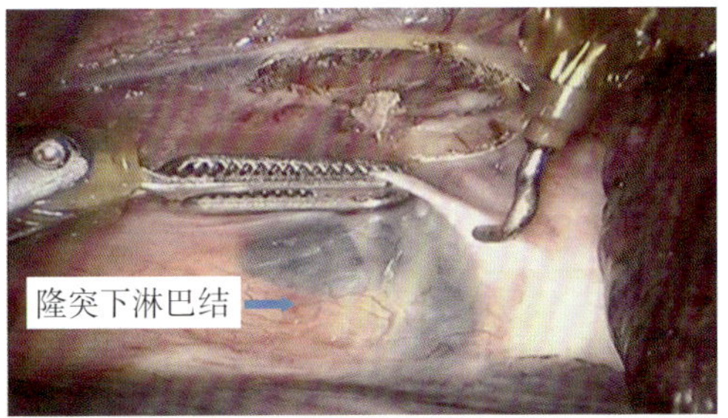

图15　清扫隆突下及右、左主支气管旁淋巴结

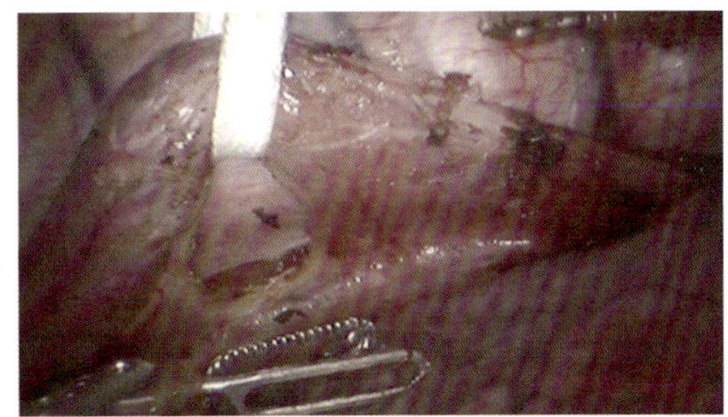

图16　纱条悬吊食管

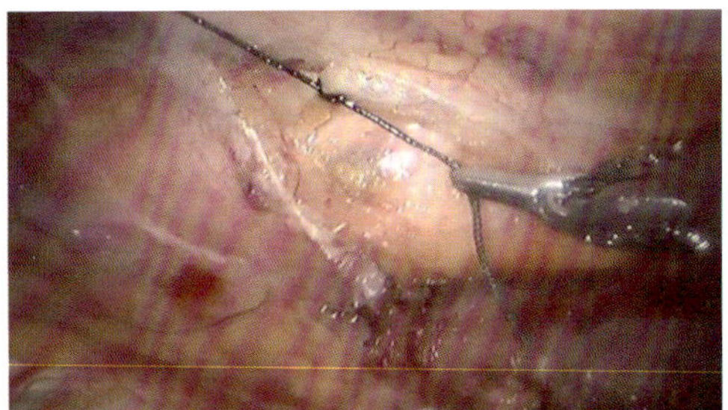

图17　结扎胸导管

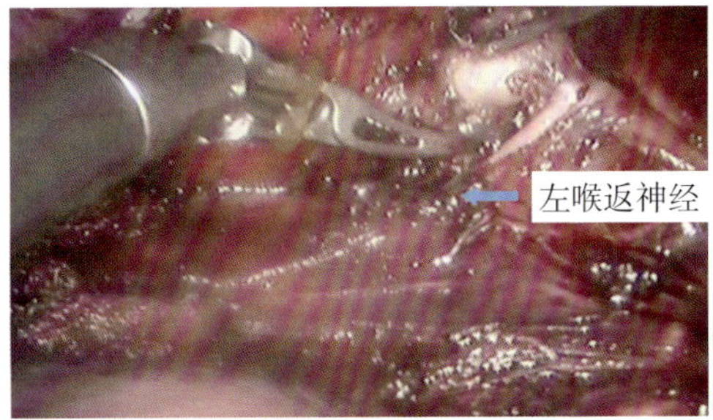

图18　完整清扫左侧喉返神经旁淋巴结

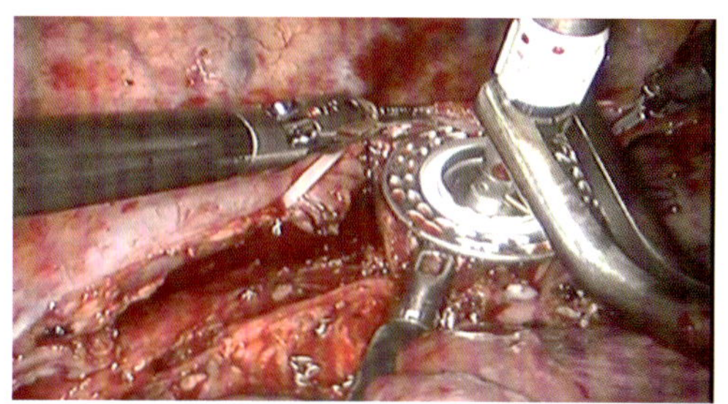

图19　无损伤钳将吻合器砥钉座置入食管残端

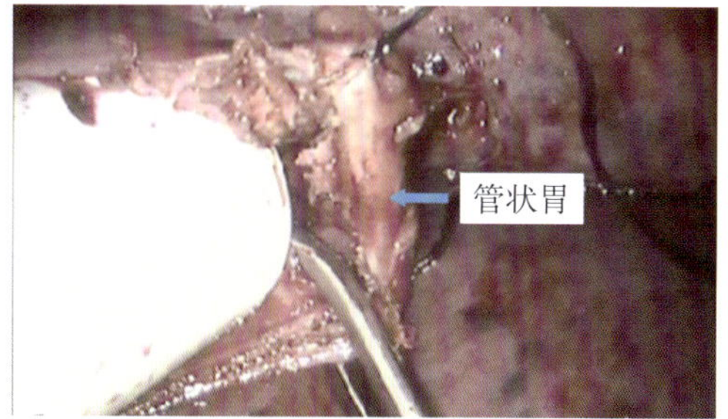

图20　管状吻合器置入管状胃

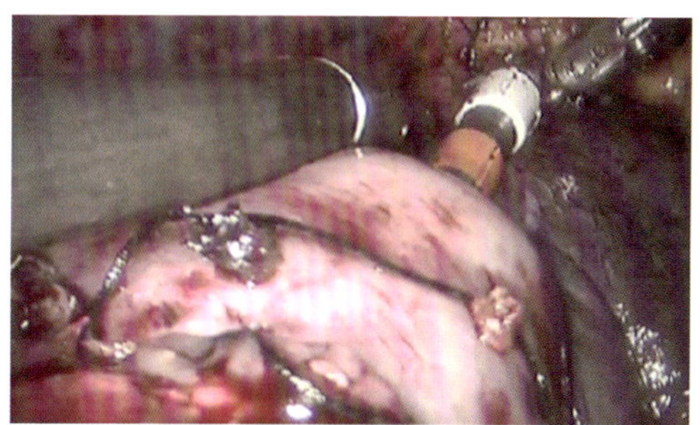

图21　食管残端胃后壁吻合

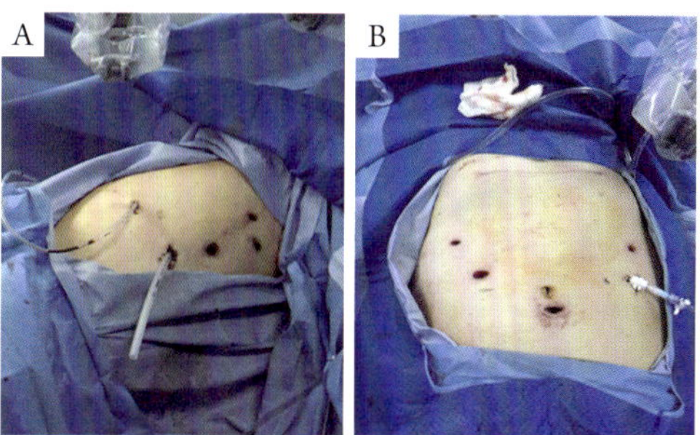

图22　术毕第8肋间放置胸引管，第10肋间放置负压引流管

第九章　机器人辅助三切口食管癌根治术

1　临床资料

1.1　简要病史

患者，女性，53岁，因进食后哽咽感3月伴反酸至医院就诊。胃镜检查提示距门齿25~30 cm处局限隆起型病灶，质脆易出血，活检病理提示食管鳞状细胞癌，其余食管及胃黏膜未见明显病变，为进一步手术治疗收治入院。病程中，精神、食欲正常，大小便正常，体重下降约5 kg。

1.2　检查资料

心肺功能、血气分析及实验室检查均未见明显异常。查体未见明显阳性体征，锁骨上淋巴结无明显肿大。食管癌分期增强CT：上段食管管壁增厚，考虑食管恶性肿瘤，上纵隔见肿大淋巴结，腹腔未见明显肿大淋巴结(图1)。

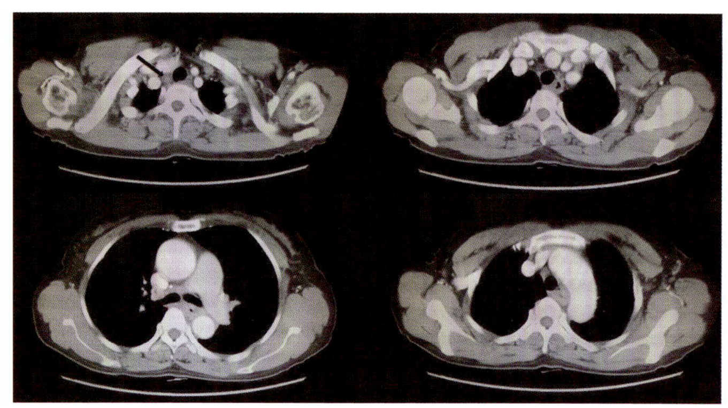

图1　患者术前食管癌分期增强CT，箭头所指为肿大的右侧喉返神经旁淋巴结

2 操作步骤

2.1 麻醉与体位

全麻，双腔插管，胸腔操作时左侧卧位(图2)，左肺单肺通气；腹腔操作时平卧位(图3)，双侧肺通气。

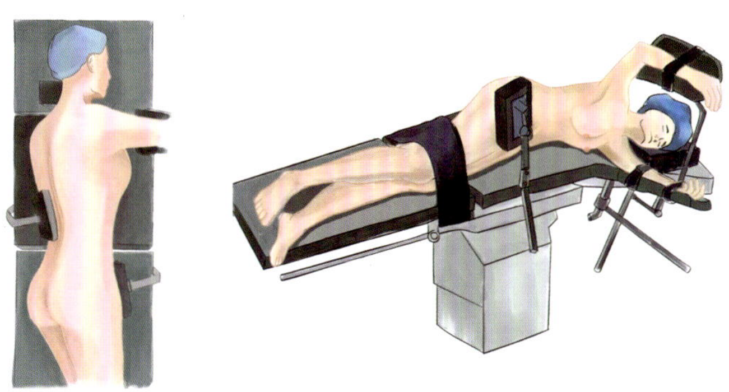

图2 食管癌手术胸腔操作时体位

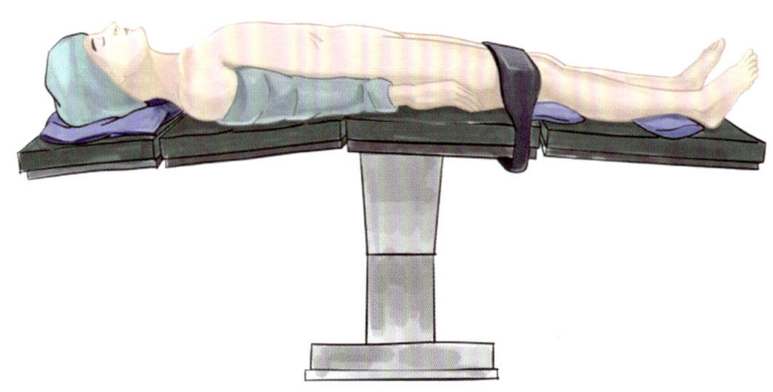

图3 食管癌手术腹腔操作时的体位

2.2 孔位

腹部切口：采用五孔法，脐孔下2 cm穿刺12 mm trocar作为观察孔；左腋前线肋弓下2 cm水平作8 mm trocar 为1号机械臂主操作孔；右锁骨中线脐孔上1 cm水平作8 mm trocar为2号机械臂操作孔；右腋前线肋弓下2 cm水平作8 mm trocar作8 mm trocar为3号机械臂操作孔；左锁骨中线脐孔上1 cm水平作12 mm trocar为辅助孔，用于助手进行牵拉、钳夹、吸引和操作直线切割器。做管状胃时撤去2号臂进切割器(图4)。

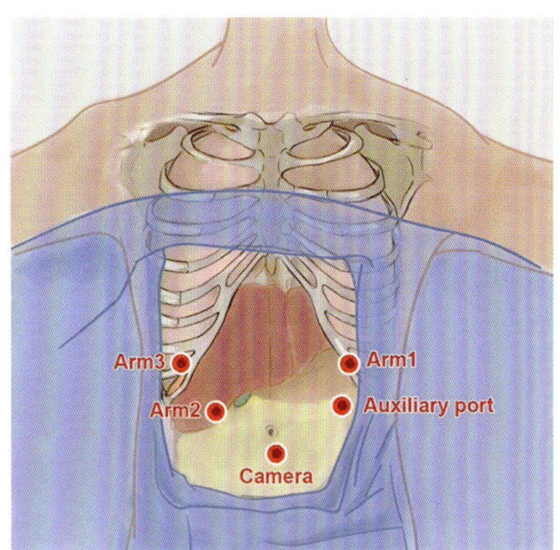

图4　食管癌手术腹腔操作孔位

胸部切口：采用五孔法(图5)，观察孔位于右腋前线第5肋间，1号机械臂操作孔位于第3肋间腋后线，2号机械臂操作孔位于第8肋间腋后线，3号机械臂操作孔位于第10肋间腋后线，第7肋间腋前线置入12 mm trocar作辅助操作孔。

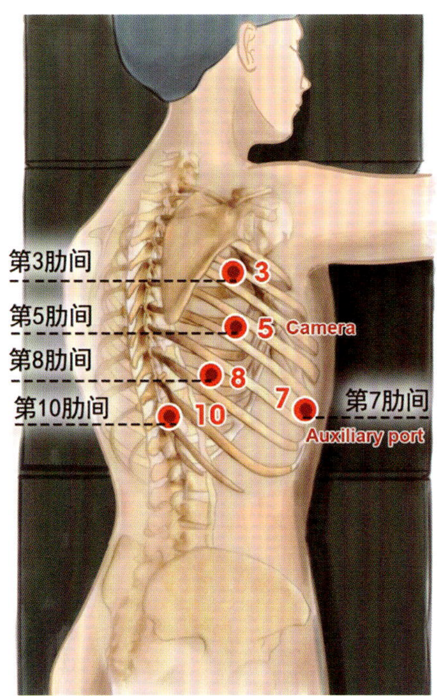

图5　食管癌手术胸腔操作孔位

2.3 连接机器人操作臂

胸部：机器人操作臂经手术床侧方(患者背侧)进入，1号臂置入电凝钩或马里兰钳，2号臂置入CADIERE抓钳，3号臂置入双极电凝抓钳。辅助孔置入12 mm Trocar。同时注入CO_2气体。

腹部：机器人操作臂经手术床正上方连接，1号臂置入超声刀，2号臂置入CADIERE抓钳，3号臂置入双极电凝抓钳。辅助孔置入12mm Trocar。同时注入CO_2气体。

2.4 手术过程(图6~图22)

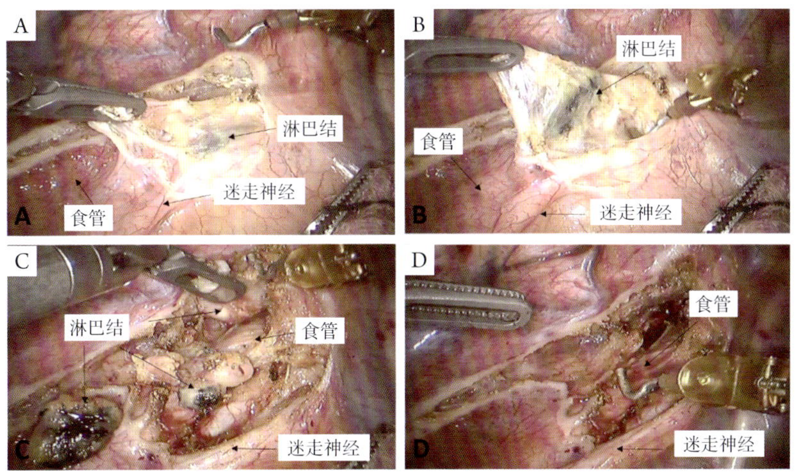

图6 清扫右侧喉返神经旁淋巴结(A、B、C：暴露及清扫淋巴结；D：清扫后)

操作步骤：辨认迷走神经，在迷走神经旁打开纵隔胸膜，向胸顶分离，暴露并辨认右侧喉返神经旁淋巴结，注意保护右侧喉返神经。

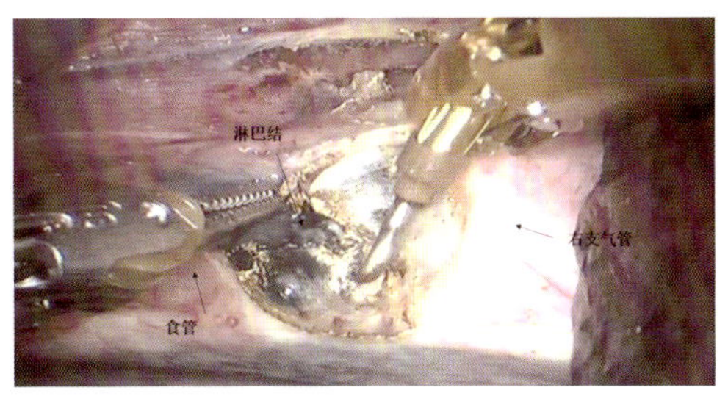

图7 清扫隆突下淋巴结

操作步骤：向下打开纵隔胸膜，清扫隆突下淋巴结，注意保护支气管膜部。

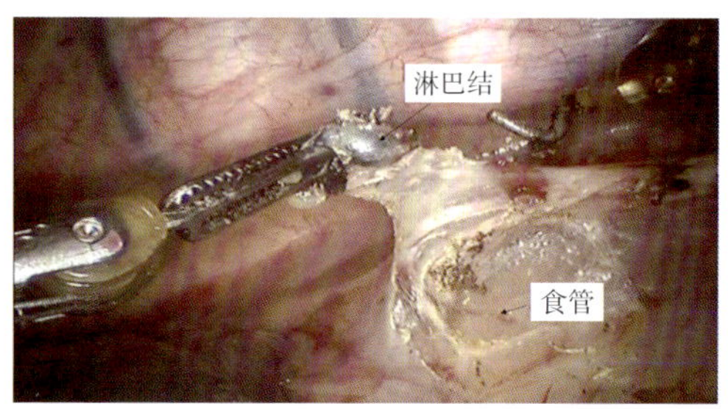

图8 清扫胸下段食管旁淋巴结

操作步骤：继续向下沿食管打开纵隔胸膜，清扫胸下段食管旁淋巴结。

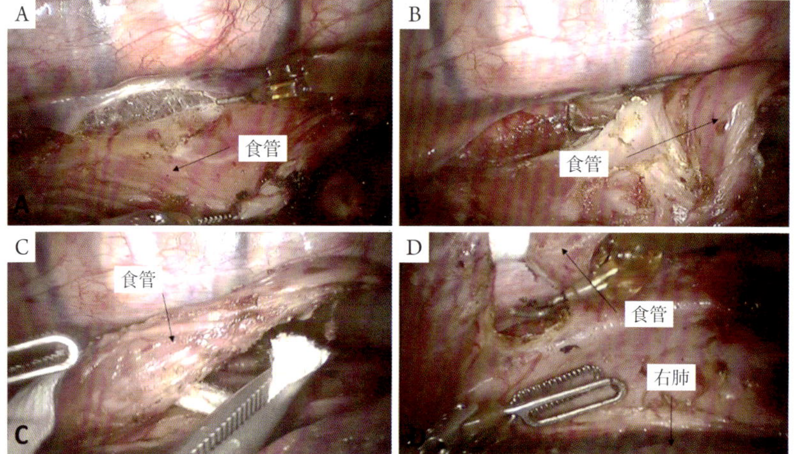

图9 游离胸中段食管 (A：打开纵隔胸膜；B：游离食管；C：穿过纱条；D：用纱条向上牵拉食管)

操作步骤：打开纵隔胸膜，分离食管系膜，完整游离胸中段食管，注意保护食管肌层，注意主动脉发出的食管营养血管。用纱条穿过游离食管向侧方牵拉暴露未分离的食管系膜。

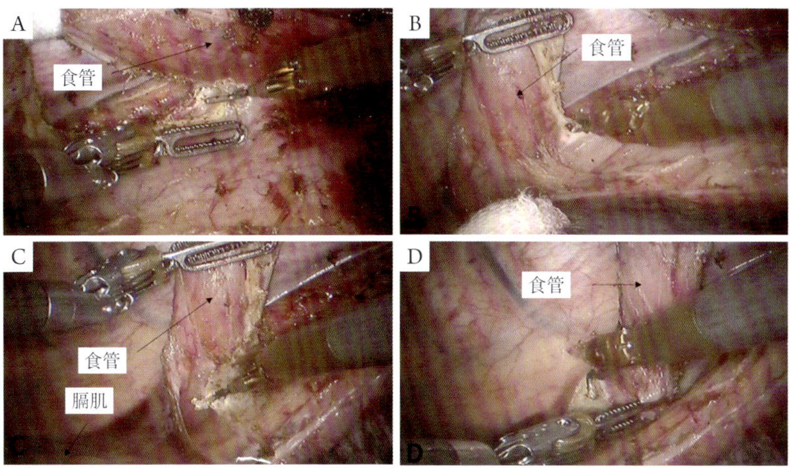

图10 游离胸下段食管(A：切开食管外纤维膜；B、C、D：游离下段食管)

操作步骤：分离充分暴露的食管系膜，向头侧分离至奇静脉弓，向尾侧游离胸下段食管至食管裂孔。

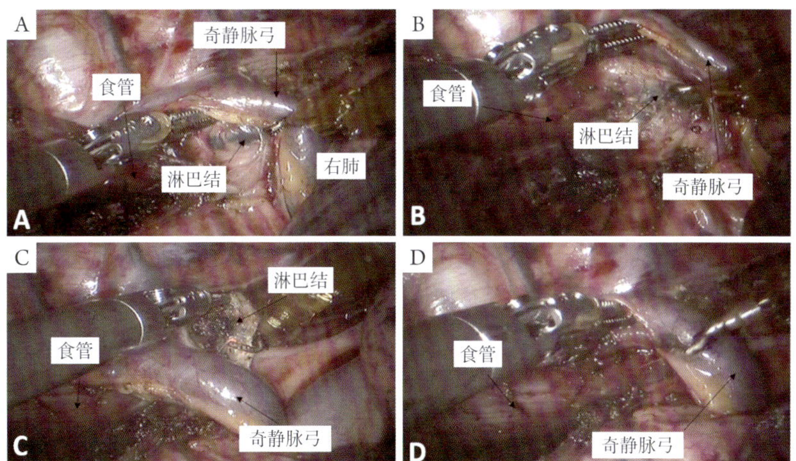

图11 清扫胸上段食管旁淋巴结(A、B、C：清扫胸上段食管旁淋巴结；D：清扫后)

操作步骤：继续向头侧分离食管系膜，于奇静脉弓下暴露胸上段食管旁淋巴结，向侧方牵拉奇静脉弓，完整清扫淋巴结，注意保护奇静脉弓及腹侧上腔静脉。

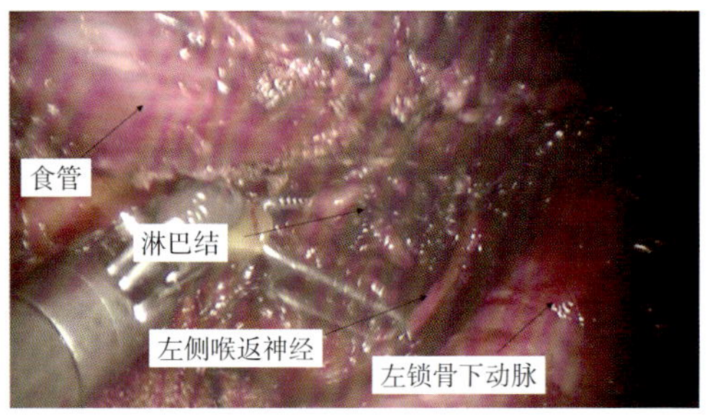

图12　清扫左侧喉返神经旁淋巴结

操作步骤：清扫食管旁淋巴结后，将食管向上方牵拉，暴露出主动脉弓，在反折处暴露左侧喉返神经，沿神经向上清扫淋巴结，注意保护其下方左锁骨下动脉。

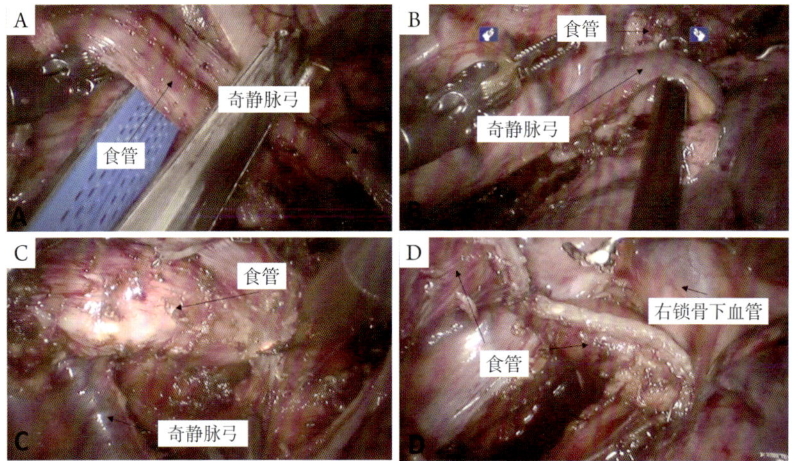

图13　游离胸上段食管(A：于肿瘤下缘断离食管；B：将食管绕过奇静脉弓；C：游离胸上段食管至胸顶；D：于肿瘤上缘断离胸上段食管)

操作步骤：于肿瘤下缘用直线切割器断离食管，将食管残端绕过奇静脉弓后向侧方牵拉，继续分离食管系膜至颈段食管，于肿瘤上缘再用直线切割器断离食管，将肿瘤段食管取出，避免后续向上牵拉时可能造成的肿瘤播散。此时，胸顶处残留颈段食管残端，胸底部残留胸下段食管残端。

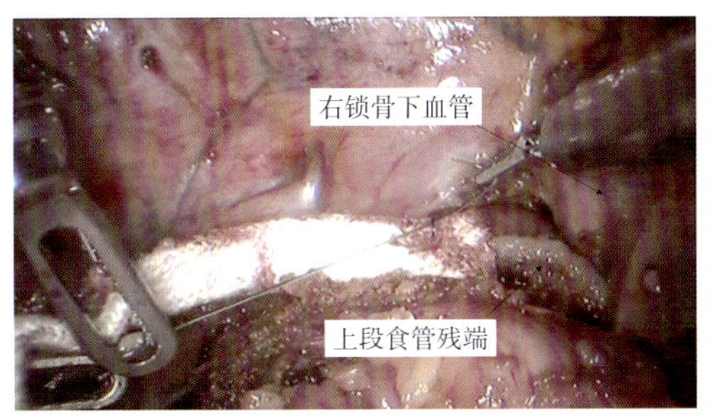

图14　连接颈段食管

操作步骤：用纱条(或其他替代物)将颈段食管残端与胸下段食管残端连接。

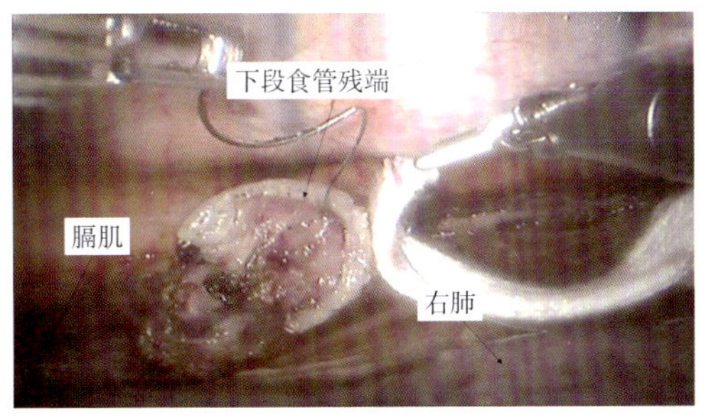

图15　连接胸下段食管

操作步骤：用纱条(或其他替代物)将颈段食管残端与胸下段食管残端连接。胸腔操作结束。

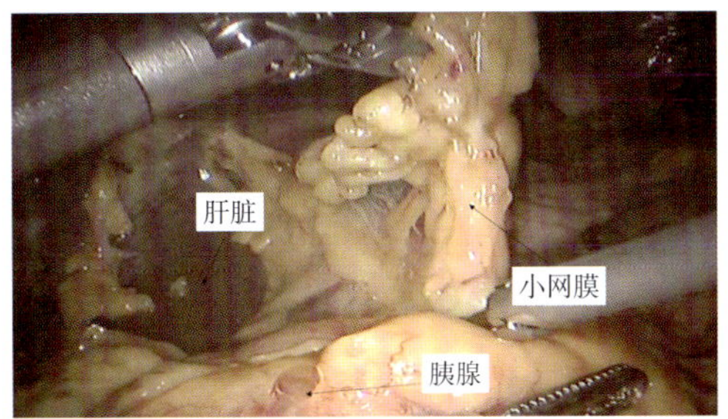

图16　切开小网膜囊

操作步骤：腹腔部分操作，沿肝总动脉表面打开小网膜囊，完整切除相应淋巴脂肪组织。

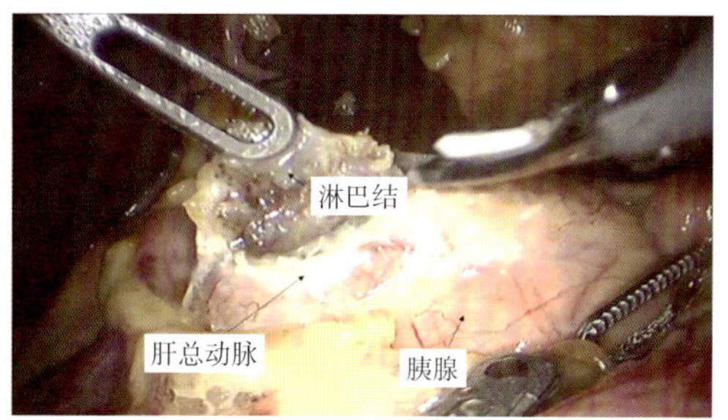

图17　清扫肝总动脉旁淋巴结

操作步骤：清扫肝总动脉旁淋巴结，注意保护血管主干。

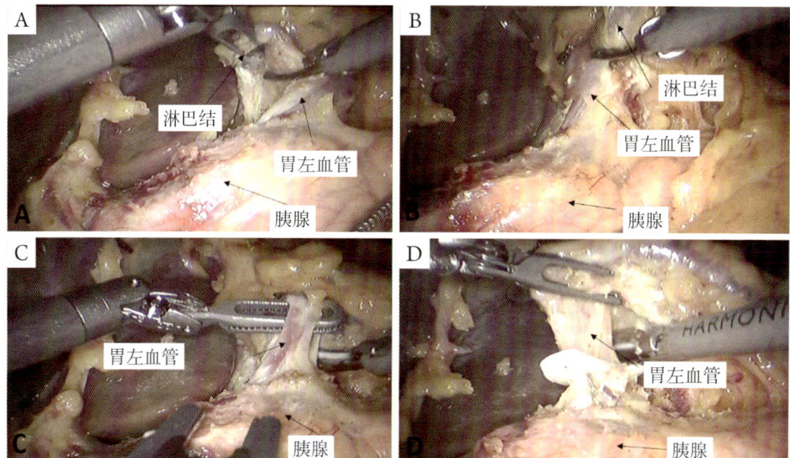

图18　清扫胃左血管旁淋巴结(A、B：清扫胃左血管旁淋巴结；C：游离并断离胃左静脉；D：游离并断离胃左动脉)

操作步骤：沿肝总动脉向头侧分离至胃左血管根部，完整清扫血管根部淋巴结，分别分离并暴露胃左动脉及静脉，于根部断离血管。注意保护胰腺。

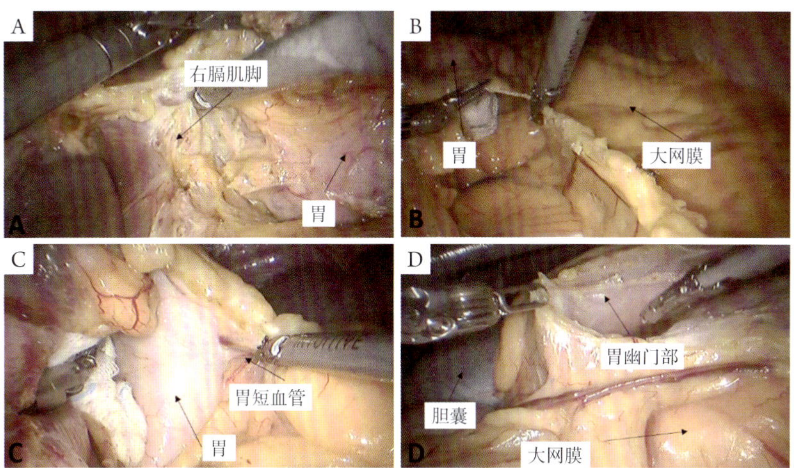

图19　游离胃(A：游离胃底；B：游离胃大弯侧；C：断离胃短血管；D：游离胃幽门部)

操作步骤：沿小弯侧向头侧分离，暴露左右膈肌脚，游离贲门后沿胃壁游离胃底及胃后壁与胰腺包膜之间的粘连(此时勿游离腹段食管，以防气腹进入胸腔)；再沿大弯侧向头侧分离大网膜，注意保护胃网膜血管弓及脾脏，断离胃网膜左血管、胃短血管及胃后血管，完整游离胃体及胃底；再沿大弯侧向尾侧分离，继续分离胃后壁与胰腺包膜之间的粘连，游离胃幽门部，注意保护胃网膜右血管弓。

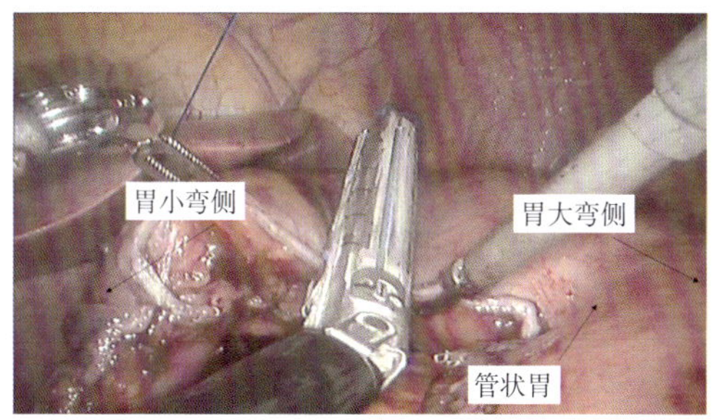

图20　制作管状胃

操作步骤：从小弯侧用直线切割器(可带转向)向胃底切割胃体，制作管状胃。管状胃宽度为4~5 cm。

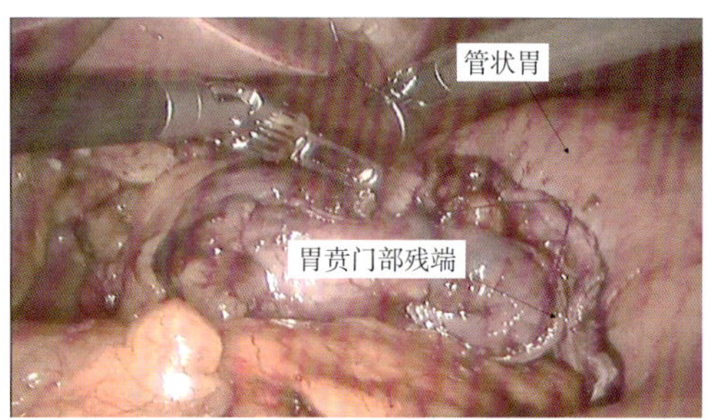

图21　连接管状胃及胃贲门部残端

操作步骤：管状胃制作完毕后，用缝线将胃贲门部残端与管状胃残端连接。

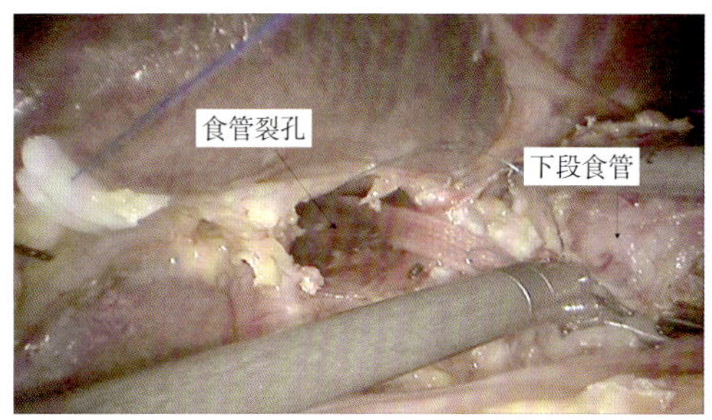

图22　游离胃贲门部

操作步骤：完整游离胃贲门部及腹段食管，将食管拉入腹腔可见连接的纱条。最后于左下腹做空肠造瘘，腹腔部分操作结束(图23)。

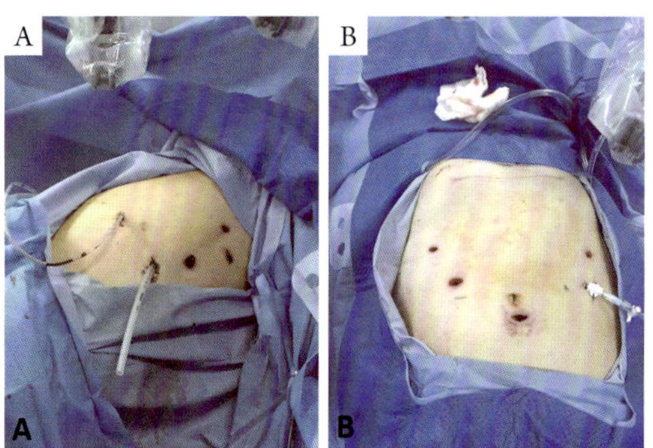

图23　切口及引流管位置(A：胸部；B：腹部)

颈部吻合操作步骤：头略后仰转向右侧，于左侧胸锁乳突肌前缘切开皮肤及颈阔肌，由胸锁乳突肌与肩胛舌骨肌群间分离至食管，将颈段食管及管状胃从颈部切口拉出，注意保护颈内血管。吻合可以选择手工吻合或吻合器吻合。

3 术后情况

术后给予常规抗炎、化痰等治疗，术后第2天拔除胸管，术后第6天出院。住院期间无任何相关并发症发生。术后病理诊断证实为食管鳞状细胞癌，病理分期：T3N0M0，Ⅱa期。

4 讨论

食管癌手术方式多样，由于食管周围解剖结构复杂，术中如何快速、精确地游离食管，以及如何完整、安全地清扫淋巴结是手术难点之一。微创食管切除术(minimally invasive esophagectomy，MIE)在具有微创优势的同时也存在一些技术局限性，例如：二维的视野缺乏深度的知觉；镜头视野的镜面效应；笔直的手术器械在某些部位操作困难，往往需要更大力度牵拉暴露。达芬奇机器人手术系统的出现很好地克服了这些问题，其具有3D手术视野，灵活的机械臂在狭小空间也能实现360°转向，并且能够过滤手部颤动使操作更加稳定，加之简单易学的操作平台，目前在全世界各外科领域已有非常广泛的应用。

2003年Horgan等[1]报道了世界首例机器人辅助食管癌切除术(robotic assisted minimally invasive esophagectomy，RAMIE)，在机器人辅助手术十多年的发展过程中，RAMIE相关研究相对较少，直到近2年才逐渐增多，这与微创食管切除术难度较大、对术者腔镜技术要求很高有关。国外相关研究多采用McKeown入路，颈部吻合由手工操作完成。2009年，韩国Dae Joon Kim等[2]报道了21例机器人辅助McKeown手术的资料，其中20例获得R0切除，切除的淋巴结平均数量为(38.0±14.2)枚，机器人操纵时间从最初6例的(176.3 ±12.3) min下降到最后15例的(81.7 ±16.5) min，术后均未并发肺炎，术后90日内无死亡，主要并发症有4例吻合口瘘、6例声带麻痹以及1例腹腔内出血。2014年，Kim等[3]又报道了40例机器人辅助McKeown手术合并纵隔淋巴结完全清扫的病例，其中39例完成了手术，1例死亡。平均手术时间为(428.6 ±75.0) min，平均机器人操纵时间为(186.7 ±52.1)min，平均切除淋巴结为(42.6±14.1)枚，其中纵隔淋巴结和喉返神经旁淋巴结分别为(25.5±9.6)个和(9.6±6.5)个，肺炎和喉返神经麻痹的发生率分别为12.5%和20%，由此得出此种手术方法可行的结论。2012年日本Norihiko Ishikawa等[4]报道了4例该手术，以此证明该术式的可行性和安全性。2014年荷兰P.C.van der Sluis等[5]分析了108例接受该手术患者的情况，中位手术时间为381 min(264~636 min)，中位重症监护室时间为1 d，中位住院时间为16 d，院内死亡率为5%。95%的患者(103例)获得了R0切除，中位淋巴结清扫数量为26个。中位随访时间58个月，5年生存率42%，中位无瘤生存时间21个月，中位总生存时间29个月。51名患者复发，其中局部复发6例，系统复发31例，混合性复发14例。2015年印度Shailesh Puntambekar等[6]对83例接受该手术的患者进行了回顾性研究，其中50例男性，33例女性，平均年龄59.18岁。其平均手术时间为204.94 min(180~300 min)，平均出血量为86.75 mL(50~200 mL)，平均淋巴结清扫数量18.36枚(13 ~ 24枚)。平均重症监护室时间和住院时间分别为1 d(1~3 d)和10.37 d(10~13 d)。其中16例出现术后并发症，常见的并发症包括吞咽困难、胸腔积液以及吻合口瘘。经过10个月的随访，66例患者得以无瘤生存。此种术式在国内亦有应用。2010年复旦大学附属中山医院范虹等[7]报道了2例，术后均未发生并发症；2011年上海交通大学附属胸科医院茅腾等[8]报道了1例。

在本例手术过程中，我们的体会是放大的3D视野结合过滤颤动的万向机械臂非常有利于精细操作，尤其是清扫喉返神经旁淋巴结时能够仔细辨认及保护神经血管，提高手术安全性，本病例没有出现术后声音嘶哑及乳糜漏，Koichi等[9]在一项研究中同样提示RAMIE能够显著减少声音嘶哑及声带麻痹的发生率。已有文献报道较小的创伤带来更快的恢复，RAMIE延续了MIE相对于传统手术的优势，出血更少，肺部并发症减少，住院时间及监护时间缩短[10]。

声明

作者声明无任何利益冲突。

参考文献

[1] Horgan S, Berger RA, Elli EF, et al. Robotic-assisted minimally invasive transhiatal esophagectomy[J]. Am Surg, 2003, 69(7): 624-626.

[2] Kim DJ, Hyung WJ, Lee CY, et al. Thoracoscopic esophagectomy for esophageal cancer: feasibility and safety of robotic assistance in the prone position[J]. J Thorac Cardiovasc Surg, 2010, 139(1): 53-59.e1.

[3] Kim DJ, Park SY, Lee S, et al. Feasibility of a robot-assisted thoracoscopic lymphadenectomy along the recurrent laryngeal nerves in radical esophagectomy for esophageal squamous carcinoma[J]. Surg Endosc, 2014, 28(6): 1866-1873.

[4] Ishikawa N, Kawaguchi M, Inaki N, et al. Robot-assisted thoracoscopic hybrid esophagectomy in the semi-prone position under pneumothorax[J]. Artif Organs, 2013, 37(6): 576-580.

[5] van der Sluis PC, Ruurda JP, Verhage RJ, et al. Oncologic Long-Term Results of Robot-Assisted Minimally Invasive Thoraco-Laparoscopic Esophagectomy with Two-Field Lymphadenectomy for Esophageal Cancer[J]. Ann Surg Oncol, 2015, 22 Suppl 3:S1350-S1356.

[6] Puntambekar S, Kenawadekar R, Kumar S, et al. Robotic transthoracic esophagectomy[J]. BMC Surg, 2015, 15: 47.

[7] 范虹，蒋伟，袁云锋等. 达芬奇机器人辅助食管癌根治术2例报告[J]. 复旦学报(医学版), 2010, 37(4): 502-503.

[8] 茅腾，方文涛，罗清泉等. 机器人外科手术系统辅助食管癌切除术一例[J]. 上海医

学，2011，34(1)：85-86.

[9] Suda K, Ishida Y, Kawamura Y, et al. Robot-assisted thoracoscopic lymphadenectomy along the left recurrent laryngeal nerve for esophageal squamous cell carcinoma in the prone position: technical report and short-term outcomes[J]. World J Surg, 2012, 36(7): 1608-1616.

[10] 韩丁培，项捷，高涛涛等. 机器人辅助与传统Ivor-Lewis食管癌根治术近期疗效的比较[J]. 中国微创外科杂志，2016，16(5)：404-407.

（韩丁培，李鹤成）

瑞金胸外机器人手术学　AME Publishing Company

机器人辅助三切口食管癌根治术

http://kysj.amegroups.com/articles/4807

扫码在线观看手术视频

第十章　机器人辅助食管平滑肌瘤切除术

1　临床资料

1.1　简要病史

患者，女性，46岁，无临床症状且既往体健。偶然体检胸片提示左肺门占位性病变；进一步行胸部CT示食管下段均质肿块。患者为求进一步治疗入院。

1.2　检查资料

CT示食管下段均质肿块，大小为6.6 cm × 4.2 cm(图1)。食道吞钡检查示食管下段占位性病变，累及范围约为6.4 cm。胃镜示距门齿34 cm处见一黏膜下肿块，阻塞部分管腔，黏膜光滑。超声内镜示食管下段来源于肌层低回声、均质占位，无淋巴结肿大；患者术前心肺功能及实验室检查无异常。查体无阳性体征。既往无疾病史。

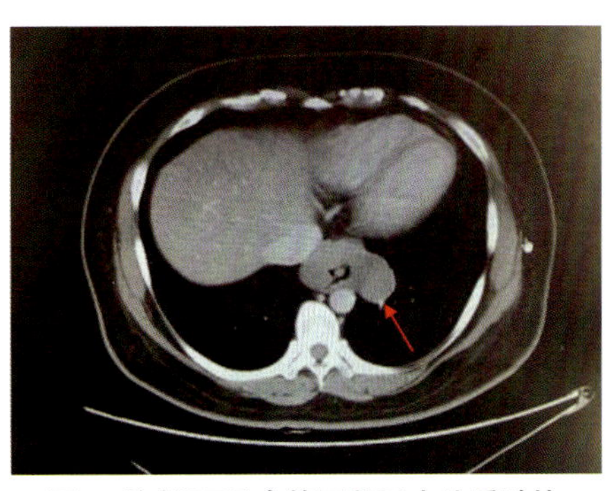

图1　胸部CT示食管下段巨大均质肿块

2 操作步骤

2.1 麻醉和体位

全麻，双腔插管，右侧单肺通气；取右侧卧位，折刀位(图2)。

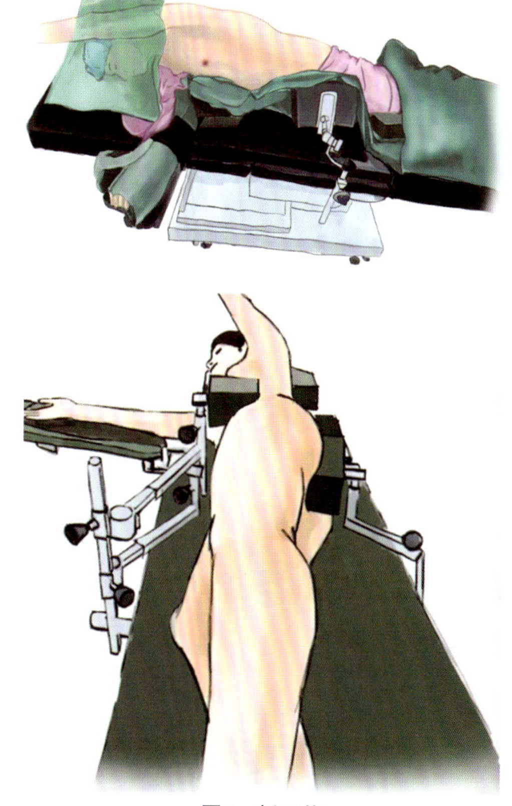

图2 折刀位

2.2 孔位

第8肋间腋中线12 mm trocar置入30°镜，第10肋间腋后线置入8 mm trocar放置第1机械臂，第9肋间腋前线置入8 mm trocar放置第2机械臂，第11肋间腋后线置入12 mm trocar作辅助孔(图3)。

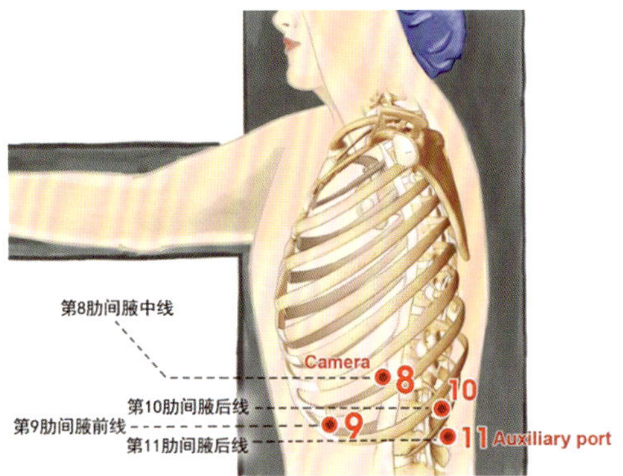

图3　手术孔位(第9、8、10、11肋间)

2.3　连接机器人操作臂

机器人操作臂经手术床正上方连接，2号臂连接双极电凝抓钳，1号臂连接电凝钩。辅助孔置入12 mm Trocar。同时注入CO_2气体。

2.4　手术过程(图4~图11)

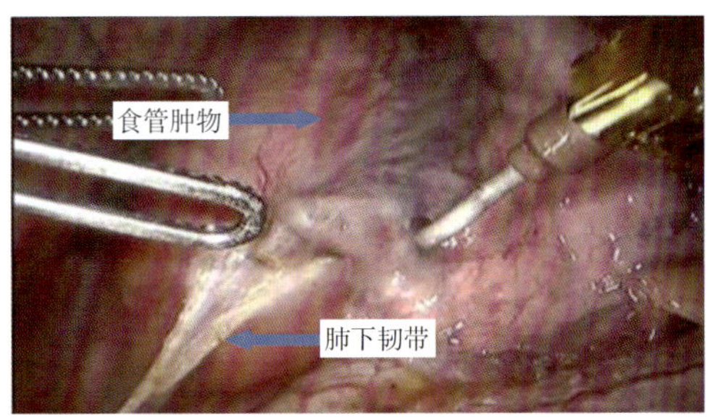

图4　探查食管下段肿物，位于心脏、膈肌与主动脉之间

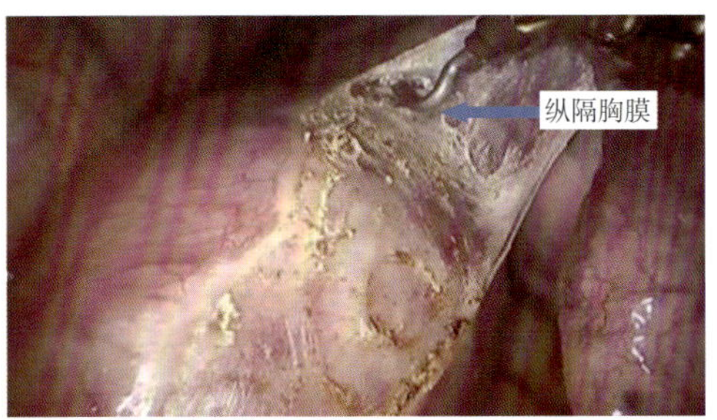

图5　打开纵隔胸膜，分离肿块与纵隔粘连

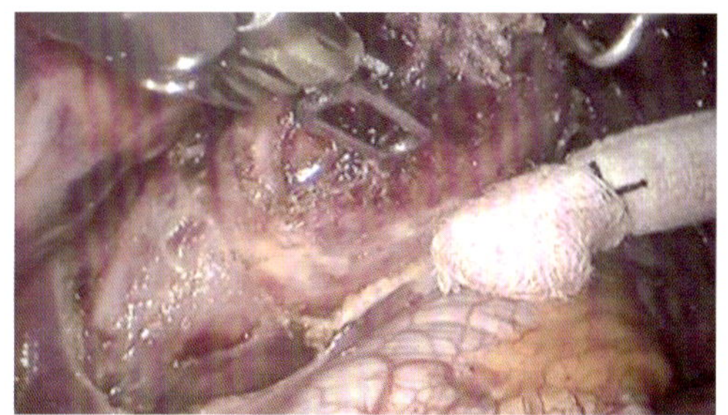
图6　纵行切开食管肌层，暴露完整、光滑的马蹄形肿块

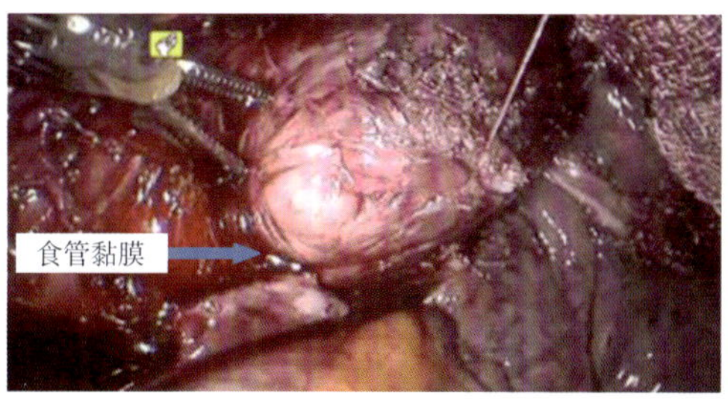

图7　将食管肿物与肌层分离，从黏膜层完整剥离

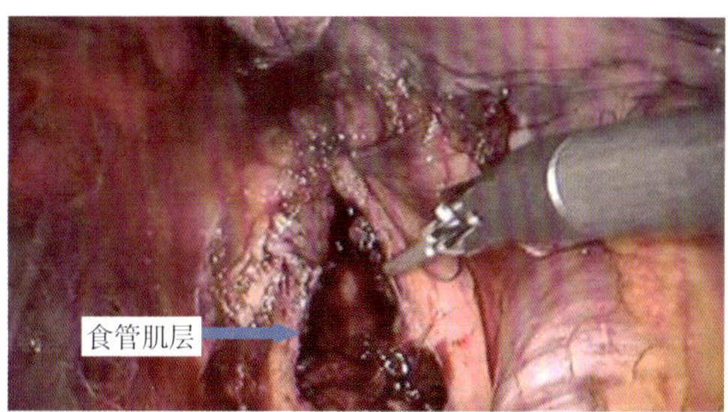

图8　PDS-II连续缝合食管肌层

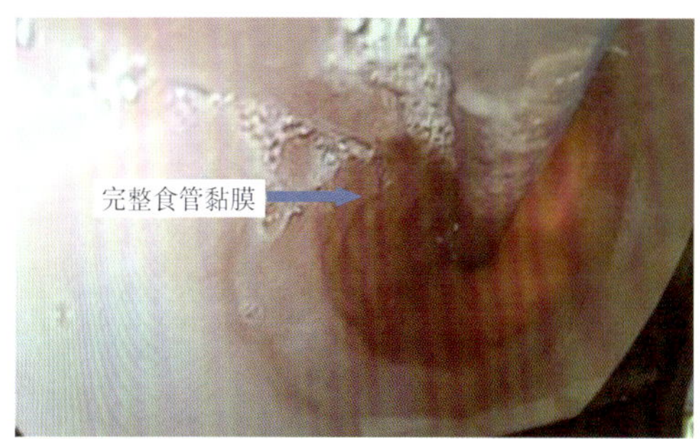

图9　术中胃镜监测食管黏膜完整性

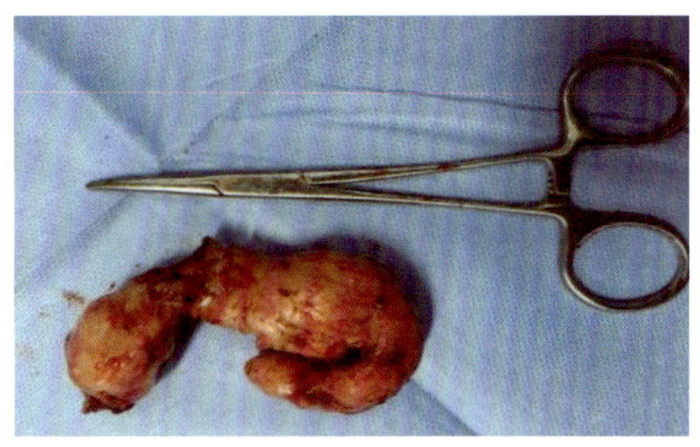

图10　完整切除7 cm × 6 cm × 3 cm大小肿块，病理证实为平滑肌瘤

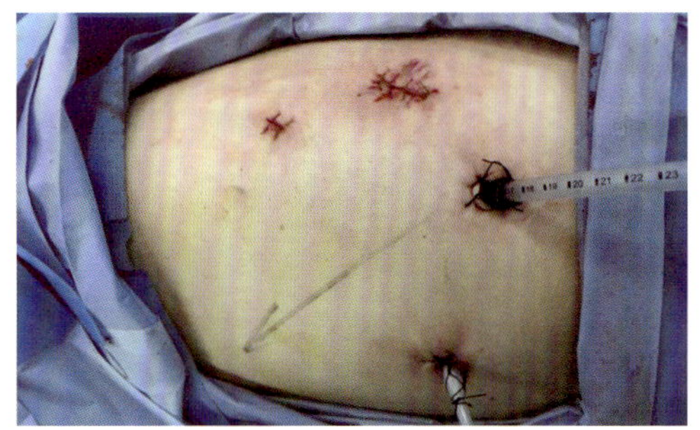

图11　第11肋间腋中线放置胸引管，第9肋间腋前线放置负压吸引管

3　术后情况

患者术后给予常规抗感染、化痰等治疗，术后第2日拔除胸引管并给予流质饮食。患者术后第5日进食半流质后出院，无术后并发症发生。术后石蜡病理+免疫组化提示食管平滑肌瘤，大小为7 cm × 6 cm × 3 cm，SMA(+)，Desmin(+)，CD34(+)，CD117(−)，ki67(−)，S-100(−)。

4　讨论

食管良性肿瘤发病率较低，其中最为常见的是食管平滑肌瘤[1]。当食管平滑肌瘤有症状或临床怀疑恶性时应积极行外科手术治疗[2]。传统的方法是经开胸途径行食管平滑肌瘤摘除术，但开放手术术后并发症发生率高、疼痛明显、住院时间长。近年来微创技术越来越多地被应用到胸外科手术中来，但同时也遇到了一些瓶颈，如狭小的肋间及胸腔内空间和成角给胸腔镜下精细分离、缝合组织等带来困难[3]。近年来达芬奇机器人辅助食管手术提供了更好的术中视野及灵敏度。2004年Elli等第一次报道使用芬奇机器人进行2例食管平滑肌瘤摘除术(大小分别为3.2 cm和4.5 cm)[4]。胸腔食管位于后纵隔深处，周围围绕心脏、肺、气管及主动脉等重要器官。相比胸腔镜，机器人手术在狭小胸腔内的操作更加灵活。机器人Endowrist仿真机械手腕运动、三维高清成像技术及10倍放大手术视野可以使术中解剖分离等操作更加精确。机器人辅助食管平滑肌瘤摘除手术存在以下重要操作技巧及细节：一是术中同步胃镜监测是手术的关键，它不仅可以精确定位肿瘤位置还可以在摘除肿瘤时监测食管黏膜的完整性；另一个重要的手术细节是肿瘤摘除后的食管肌层缝合，以防止术后食管扩张及食管憩室形成。机器人手术器械Endowrist仿真机械手腕运动可以使术中缝合、打结等操作轻松自如。

声明

作者声明无任何利益冲突。

参考文献

[1] Seremetis MG, Lyons WS, deGuzman VC, et al. Leiomyomata of the esophagus. An analysis of 838 cases[J]. Cancer, 1976, 38: 2166-2177.

[2] Nemir P Jr, Wallace HW, Fallahnejad M. Diagnosis and surgical management of benign diseases of the esophagus[J]. Curr Probl Surg, 1976, 13(3): 1-74.

[3] Kernstine KH, Andersen ES, Falabella A, et al. Robotic fourth-arm enucleation of an esophageal leiomyoma and review of literature[J]. Innovations (Phila), 2009, 4(6): 354-357.

[4] Elli E, Espat NJ, Berger R, et al. Robotic-assisted thoracoscopic resection of esophageal leiomyoma[J]. Surg Endosc, 2004, 18(4): 713-716.

(张亚杰，李鹤成)

第十一章　机器人辅助胸腺瘤切除术

1　临床资料

1.1　简要病史

患者，女性，68岁，因轻微咳嗽至我院就诊。CT检查提示前纵隔异常阴影，既往有阑尾切除及胫腓骨骨折史。

1.2　检查资料

胸部CT提示前纵隔靠近左无名静脉处有一个边界清楚、大小为18 mm × 12 mm的肿块(图1)，肿瘤为均质性的。患者心肺功能无明显异常，全身淋巴结无明显肿大。

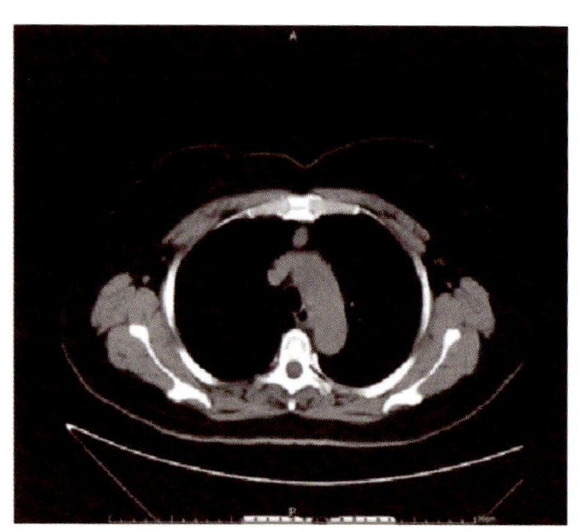

图1　胸部CT提示前纵隔占位

1.3 术前准备

因为肿瘤体积较小，且病变较为明确，与患者沟通后，未行粗针穿刺活检，直接行手术治疗。

2 操作步骤

2.1 麻醉及体位

全麻后，患者双腔管气管插管通气，右侧卧位，左胸抬高45°，右肺单肺通气。常规消毒铺巾(图2)。

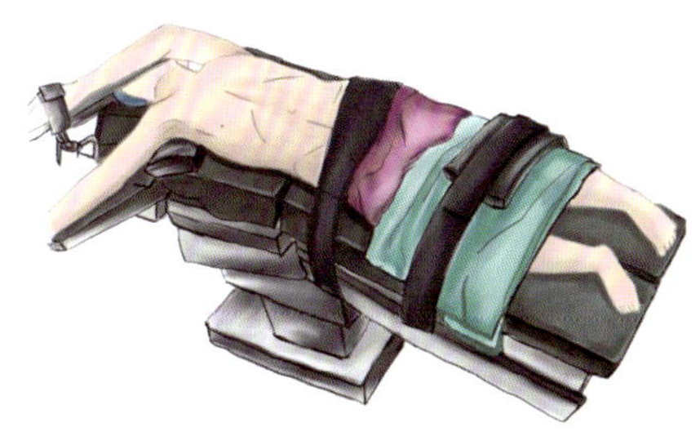

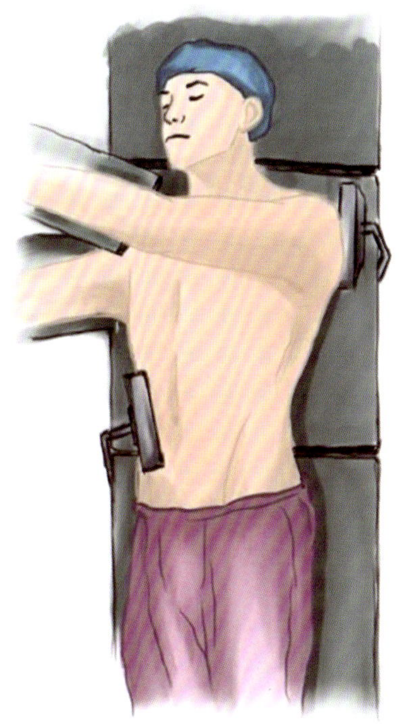

图2 右侧卧45°

2.2 孔位

右侧第4、6、8肋间作操作孔置入Trocar后置入达芬奇机器人机械臂及视镜(图3)。

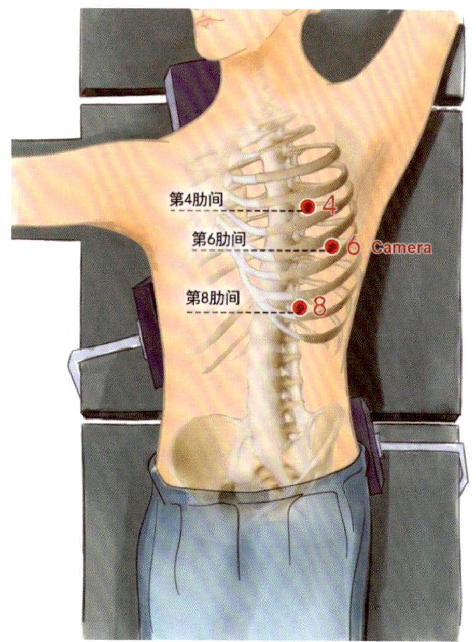

图3 手术孔位

2.3 连接机器人操作臂

机器人操作臂经手术床侧方(患者腹侧)进入，1号臂置入电凝钩，2号臂置入双极电凝抓钳。同时注入CO_2气体。

2.4 手术过程(图4~图11)

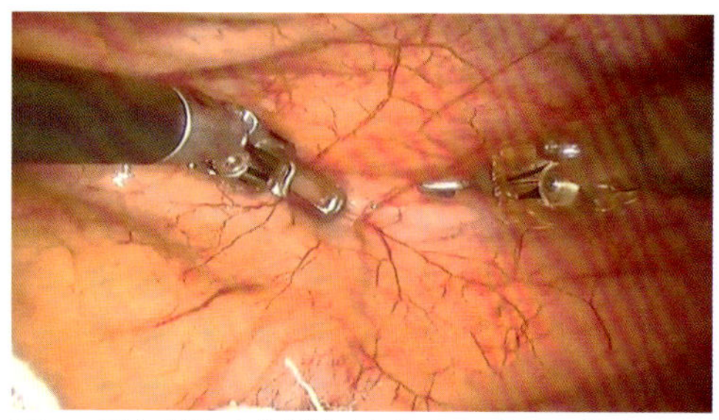

图4 用电凝钩在膈神经的前方和乳内血管的后侧打开纵隔胸膜

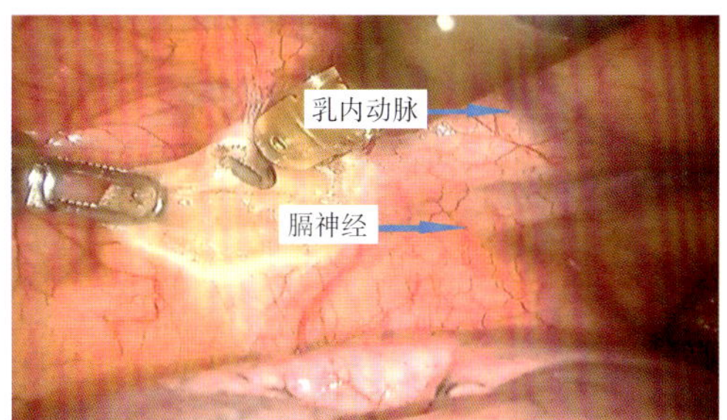

图5　锐性分离胸腺的前方和后方

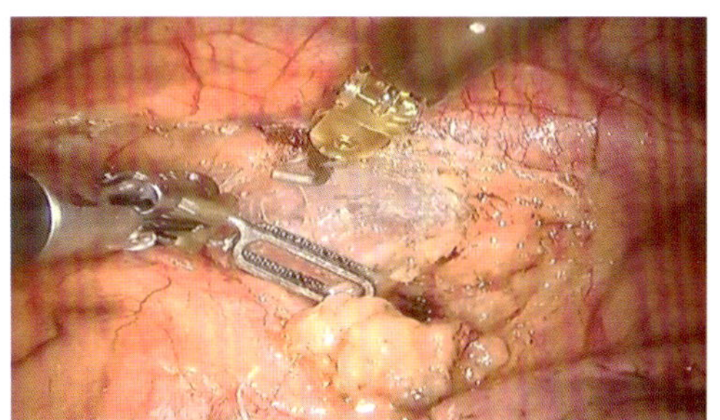

图6　由于升主动脉的存在，胸腺的左颈角比右颈角的位置更深，因此将左颈角的胸腺从颈部向下拉以方便切除胸腺的上极

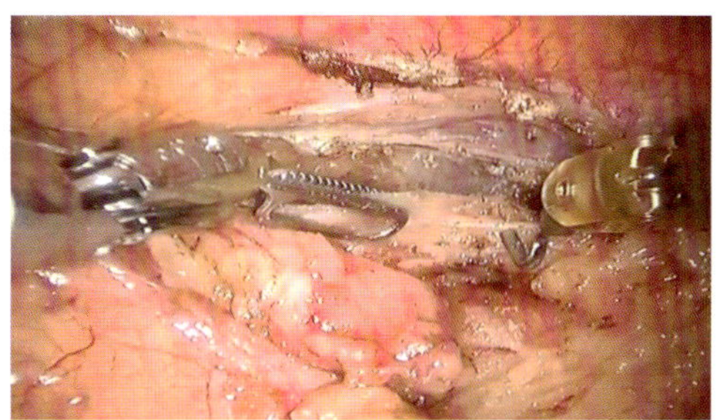

图7　切除胸腺的左极，暴露左无名静脉及胸腺静脉

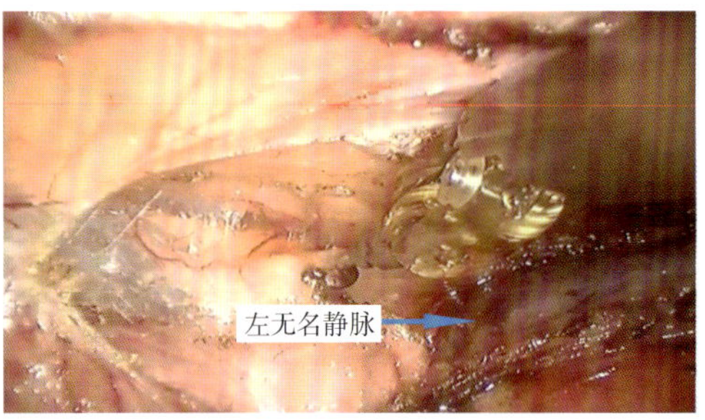

图8　由于选择左侧入路时，右侧膈神经无法在上腔静脉的侧方或前方被看到，因此在分离右侧胸腺时，钳夹胸腺外侧组织可能会损伤到右侧膈神经。可以通过从右颈角推开右侧纵隔胸膜分离胸腺右叶来避免损伤右侧膈神经，在无名静脉和上腔静脉交界处的解剖是从左侧入路手术中最困难的部分

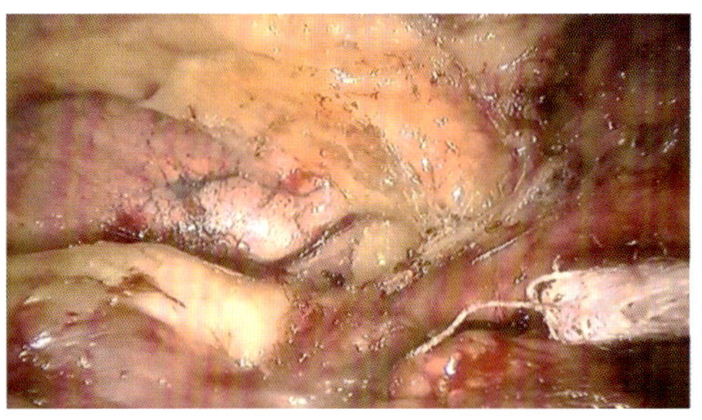

图9　左臂将胸腺右叶向左侧牵引，将它与右侧膈神经锐性分离

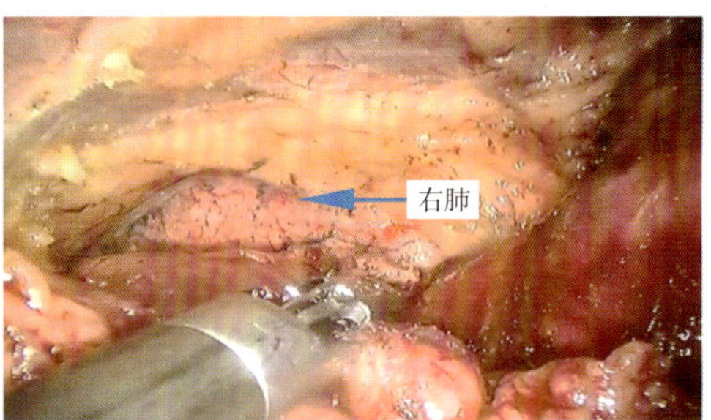

图10　胸腺周围的脂肪与标本一并切除，注意不要伤及膈神经

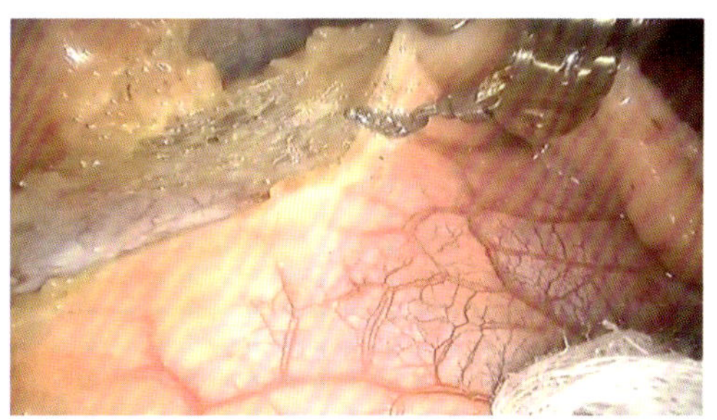

图11 胸腺及周围脂肪组织完整切除后，放入取物袋，通过第8肋间切口从胸腔内取出，温盐水冲洗后，从第8肋间切口留置32号胸引管，关闭其余切口

3 术后情况

患者术后回到普通病房，没有术后并发症，胸引管术后第1天拔除。患者术后第2天出院。

4 讨论

近年来越来越多的文献关注机器人手术对纵隔疾病的治疗效果。达芬奇机器人手术与胸腔镜手术甚至开放性手术相比均有明显的优势，其归功于三维放大的视野及灵活的操作，外科医生可以进行非常细致的手术[1]。

胸腺瘤患者可能在围手术期会有重症肌无力的症状。对于重症肌无力的患者而言，根治性胸腺切除术的重要性是不言而喻的。与传统胸腔镜手术相比，达芬奇行根治性胸腺瘤切除术可以提高重症肌无力的完全缓解率[2]。

由于机器人行胸腺瘤根治术为单侧入路，所以哪一侧入路是争议的焦点。多数文献认为这取决于纵隔切除范围、胸腺解剖的分布和医生的偏好[3-5]。

支持左侧入路的观点包括胸腺可延伸到左膈神经侧方或下方，胸腺可到达心包以至于需要从左侧切除和在主肺动脉窗可存在异位胸腺[6]。

支持右侧入路的观点包括无名上腔静脉角视野更好，动静脉沟位置的更好的视野及切除和更舒适的由尾侧向头侧的切除方式。

如果肿瘤位于中间或是左侧，我们选择左侧入路；如果肿瘤位于右侧，我们选择右侧入路。对于没有重症肌无力的患者，无法切除对侧心包脂肪的，我们将会切除胸腺周围脂肪。

我们做了十多例机器人胸腺瘤切除术，多数是3孔左侧入路，所有的手术都很顺利，没有中转开胸手术。

总之，通过达芬奇机器人系统根治性切除边界清楚的胸腺瘤是安全有效的，并能缩短住院时间，加快康复。

声明

作者声明无任何利益冲突。

参考文献

[1] Schneiter D, Tomaszek S, Kestenholz P, et al. Minimally invasive resection of thymomas with the da Vinci® Surgical System[J]. Eur J Cardiothorac Surg, 2013, 43(2): 288-292.
[2] Rückert JC, Swierzy M, Ismail M. Comparison of robotic and nonrobotic thoracoscopic thymectomy: a cohort study[J]. J Thorac Cardiovasc Surg, 2011, 141(3): 673-767.
[3] Ismail M, Swierzy M, Rückert JC. State of the art of robotic thymectomy[J]. World J Surg, 2013, 37(12): 2740-2746.
[4] Cerfolio RJ, Bryant AS, Minnich DJ. Starting a robotic program in general thoracic surgery: why, how, and lessons learned[J]. Ann Thorac Surg, 2011, 91(6): 1729-1736; discussion 1736-1737.
[5] Mack MJ. Video-assisted thoracoscopy thymectomy for myasthenia gravis[J]. Chest Surg Clin N Am, 2001, 11(2): 389-405, xi-xii.
[6] Ismail M, Swierzy M, Rückert RI, et al. Robotic thymectomy for myasthenia gravis[J]. Thorac Surg Clin, 2014, 24(2): 189-195, vi-vii.

(陈凯，李鹤成)

第十二章　机器人手术术前准备及检查

1　术前准备

1.1　心理准备

当患者住院后，心情通常并不不愉快，且胸外科病患多为恶性肿瘤患者，加之病房生活单调，环境陌生，患者情绪会表现压抑，郁郁寡欢。患者在手术前都存在不同程度的焦虑，缺乏对手术的全面认识，担心手术安危、创伤及术后情况，患者如有什么疑问、担心可以及时向医生及护理人员询问，医护人员应该积极主动、耐心细致地向患者解答手术的疑惑，帮助患者以积极的心态去迎接手术。

1.2　呼吸道准备

(1)既往有吸烟史的患者，术后会增加支气管分泌，加重呼吸道症状及相关术后并发症的发生率。因此有吸烟史的患者应在至少术前2周严格戒烟。

(2)有意识地进行深呼吸及咳嗽的训练，以利于手术后肺膨胀，患者应练习腹式深呼吸和有效排痰训练。

1)深呼吸运动练习

①腹式呼吸：身体放松，取立位(体弱者可取半卧位或坐位)，左右手分别放在腹部和胸前。全身肌肉放松，静息呼吸。吸气时用鼻吸入，尽力挺腹，胸部不动；呼气时用口呼出，同时收缩腹部，胸廓保持最少活动幅度，缓呼深吸，增进肺泡通气量。每分钟呼吸7~8次，如此反复训练，每次10~20 min，每日2次。熟练后逐步增加次数和时间，务求成为不自觉的呼吸习惯形式。

②缩唇呼吸：呼吸时用鼻吸气用口呼气，呼气时口唇缩拢似吹口哨状，持续慢慢呼气，同时收缩腹部。吸与呼时间之比为1：2或1：3。缩唇大小程度与

呼气流量自行选择调整，以能使距离口唇15~20cm处蜡烛火焰随气流倾斜不熄灭为度。

③呵欠动作(打哈欠)：每5 ~ 10min呵欠1次，持续吸气约5s后慢呼气。

④双侧下胸扩张和单侧下胸扩张呼吸。

2)咳嗽训练：指导正确的咳嗽体位与咳嗽方法。

①坐位咳嗽时，身体稍向前弯腰盘腿。

②侧卧位咳嗽时，取屈膝侧卧位。

③坐着顺利咳嗽体位：坐在椅子或床边，把两肩稍向内弯，头稍向下，把一小枕放在胃部，两手夹住它。咳嗽时，用手压腹咳嗽。

④通过腹式或胸式呼吸方法，放松喉部肌肉张口稍伸舌连续咳嗽2~3声。

3)吸气训练器使用

吸气训练即是鼓励患者进行主动运动的深而慢的最大吸气运动的一种装置，通过观察小球升起的刻度来判断吸气量的多少。方法：做1次正常的深呼吸后，把吸气嘴紧含嘴里把球吸起，然后取出吸气嘴，缩唇慢呼气，共5次。

(3)雾化吸入：术前3日开始进行药物雾化吸入，每日2~3次，每次15~20 min。

1.3 饮食

为了增强体质，增强组织修复和抗感染能力，术前患者应进食一些高热量、高蛋白、高粗纤维、维生素及果酸丰富易消化的食物(已经有食管梗阻的患者除外)，如瘦肉和鱼、蛋类、新鲜蔬菜和水果、豆制品等。有进食困难及消化道梗阻不宜进食的患者，必要时可以静脉补充营养；对于肿瘤性贫血及消耗性低蛋白血症的患者，术前应该纠正贫血及低蛋白血症。

2 术前检查

2.1 检验检查

2.1.1 一般实验室检查

术前常规对患者进行血液、生化、尿液及粪便检查，发现异常及时复查并查找原因，给予相应的处理。如血红蛋白低提示贫血、营养差，术前可给予少量多次输血，使短期内血红蛋白接近正常水平。食管癌患者长期进食困难，常存在低蛋白血症，也应于术前输注人血白蛋白予以纠正，这样便提高了手术安全性。由于胸腔内心脏的搏动具有去纤维蛋白化的作用，因此胸内的出血本身不易自止，术前还要检查患者的凝血功能。患者术前近期内若有冠心病史，需做心肌酶检查。此外，进行常规血糖检查，可发现一些无症状的Ⅱ型糖尿病患者。

2.1.2 血清学肿瘤标志物检测

目前国内外常用的原发性肺及食管恶性肿瘤的肿瘤标志物有癌胚抗原(carcinoembryonic antigen，CEA)，神经元特异性烯醇化酶(neuron-specificenolase，NSE)，细胞角蛋白片段19(cytokeratinfragment，CYFRA21-I)和胃泌素释放肽前体(pro-gastrin-releasing peptide，ProGRP)，以及鳞状上皮细胞癌抗原(squamous cell carcinoma antigen，SCC)等。以上肿瘤标志物联合使用，可提高其在临床应用中的敏感度和特异度。

2.2 影像学检查

胸外科常用的影像检查方法主要包括：X线胸片、CT、磁共振成像、超声、核素显像、正电子发射计算机断层扫描等方法，主要用于肺及食管恶性肿瘤的诊断、分期、疗效监测及预后判断等。在实际临床的诊治过程中，应根据不同的检查目的，合理、有效地选择一种或多种影像学检查方法。

2.2.1 胸部X线检查

胸片是肺癌及食管癌患者治疗前后基本的影像学检查方法，通常包括胸部正、侧位片。当对胸片基本影像有疑问，或需要了解胸片显示影像的细节，或寻找其他对影像诊断有帮助的信息时，应有针对性地选择进一步的影像检查方法。

2.2.2 胸部CT检查

胸部CT能够显示许多在X线胸片上难以发现的影像信息，可以有效地检出早期周围型肺癌，进一步验证病变所在的部位和累及范围，也可鉴别其良、恶性，是目前肺癌诊断、分期、疗效评价及治疗后随诊中最重要和最常用的影像手段。对于难以定性诊断的胸部病变，可采用CT引导下经皮肺穿刺活检来获取细胞学或组织学诊断。对于食管癌的患者，应常规拍摄颈部、胸部及上腹部三处部位，查看食管癌三野淋巴结的转移情况，了解食管病灶与周围组织的层次关系、外侵程度。

2.2.3 MRI检查

MRI检查在胸外科术前可选择性地用于以下情况：判定胸壁或纵隔是否受侵；显示肺上沟瘤与臂丛神经及血管的关系；区分肺门肿块与肺不张、阻塞性肺炎的界限；对禁忌注射碘造影剂的患者，是观察纵隔、肺门大血管受侵情况及淋巴结肿大的首选检查方法；对鉴别放疗后纤维化与肿瘤复发亦有一定价值。MRI特别适用于判定脑、脊髓有无转移，脑增强MRI应作为肺癌术前常规分期检查。MRI对骨髓腔转移的敏感度和特异度均很高，可根据临床需求选用。

2.2.4 超声检查

主要用于发现腹部实性重要器官以及腹腔、腹膜后淋巴结、颈部及锁骨上淋巴结有无转移；对于邻近胸壁的肺内病变或胸壁病变，可鉴别其囊、实性以及进行超声引导下穿刺活检；超声还常用于胸腔积液及心包积液抽取定位。

2.2.5 骨扫描检查

主要用于判断肺恶性肿瘤患者骨转移的常规检查。当骨扫描检查提示骨可疑转移时，对可疑部位进行MRI、CT或PET/CT等检查验证。

2.2.6 PET/CT检查

对于部分肺内病灶位置较深，靠近中央且支气管镜难以取到活检的患者，可以通过PET/CT检查来查看病灶的FGD摄取值，帮助判断病灶的良恶性及纵隔、肺门淋巴结有无转移。这是肺及食管恶性肿瘤诊断、分期与再分期、疗效评价和预后评估的最佳方法[1]。

2.3 内窥镜检查

2.3.1 支气管镜检查

支气管镜检查技术是诊断肺恶性肿瘤最常用的方法，包括支气管镜直视下刷检、活检、针吸以及支气管灌洗获取细胞学和组织学诊断。上述几种方法联合应用可以提高检出率。

2.3.2 经支气管针吸活检术(transbronchial needleaspiration，TBNA)和超声支气管镜引导的经支气管针吸活检术(endobronchial ultrasound−guided transbronchialneedle aspiration，EBUS−TBNA)

可以穿刺气管或支气管旁的淋巴结和肿块，有助于肺癌诊断和淋巴结分期。传统TBNA根据胸部CT定位操作，对术者要求较高，不作为常规推荐的检查方法，有条件的医院应当积极开展。EBUS-TBNA实时进行胸内病灶的穿刺，对肺癌病灶及淋巴结转移能够获得精确病理及细胞学诊断，且更具有安全性和可靠性。

2.3.3 经支气管肺活检术(transbronchial lungbiopsy，TBLB)

可在X线、CT、气道超声探头、虚拟支气管镜、电磁导航支气管镜和细支气管镜引导下进行，适合诊断中外2/3的肺外周病变(peripheralpulmonary lesions，PPL)，在诊断PPL的同时检查了管腔内情况，是非外科诊断肺部结节的重要手段。

2.3.4 胃镜检查术

对于存在食管病灶的病患，术前胃镜的检查可以明确病灶的部位，通过镜下外观表现初步获知病灶的良恶性可能。对于高度怀疑恶性的食管病灶可以进行活检明确病理诊断，结合内镜超声探头，可以了解病灶的浸润深度或所在层次。

2.3.5 ESD和EMR

随着内镜设备和操作技术的不断发展，内镜已经成为治疗部分早期食管癌的重要方法之一。目前应用较多的早期食管癌内镜治疗方法有内镜下黏膜切除术(endoscopic mucosal resection，EMR)和内镜下黏膜剥离术(endoscopic submucosal dissecfion，ESD)[2-3]。

2.4 肺功能检查

2.4.1 常规肺功能检查

肺容量和通气功能测定的具体项目以肺活量(VC)、用力肺活量(FVC)、第一秒用力呼气量(FEV1)、第一秒用力呼气量占用力肺活量的百分率(FEV1%)和最大通气量(MVV)等指标最为重要。

常规肺功能检查是剖胸手术前必不可少的检查项目，是对术后是否发生呼吸衰竭等并发症的初步筛选。一般认为，当VC占预计值百分率(VC%)<50%、MVV占预计值百分率(MVV%)<50%、FEV1<1.0 L或FEV1%<50%时剖胸手术的风险颇大。有人以MVV作为通气障碍的指标来判断手术的危险性，认为MVV%>70%时无手术禁忌，50%~69%者应慎重考虑，30%~49%者应尽量保守或避免手术，30%以下者为手术禁忌[4-5]。

2.4.2 非常规肺功能检查

(1)分侧肺功能测定

包括侧卧位分侧肺功能测定(lateral position testing，LPT)和分侧插管双筒肺计量法测定，前者方法简单但误差较大，后者结果较精确，但需特殊仪器，且属创伤性检查。分侧肺功能测定的目的是了解两肺各占肺功能的比例，尤其是对于接受了全肺切除术的患者来说，可以用来评估患者术后余肺能否承受手术的创伤和维持日常生活。

(2)支气管舒张试验

目前测定方法和评定标准均尚未统一，一般为在0.5%异丙肾上腺素雾化吸入或1：1000肾上腺素皮下注射前后测定FVC、FEV1或MVV，了解通气改善率。一般认为改善率>15%为阳性。在常规肺功能检查后如怀疑存在可逆性气道阻塞时，可进行本试验。如用药后通气功能有改善，说明患者为可逆性气道阻塞。这种现象大多见于慢性阻塞性肺疾病(chronic obstructive pulmonary disease，COPD)或支气管哮喘者，可在术前针对气道病因进行治疗，以解除气道阻塞，这样既扩大了手术适应证，又有利于患者安全渡过手术关。

2.5 心脏超声检查

心脏彩超是唯一能动态显示心腔内结构、心脏的搏动和血液流动的仪器，对人体没有任何损伤。胸外科的手术创伤较大，加之患者多为中老年患者，术后对患者的循环具有一定的影响。因此通过对患者手术前进行心脏超声检查，可以初步判断患者的心脏功能储备情况及手术耐受能力，充分估计和预判患者的手术风险。同时，手术前的心脏超声检查还具有检出心脏结构异常及评价心脏血流动力学变化等作用。

参考文献

[1] 支修益，石远凯，于金明. 中国原发性肺癌诊疗规范(2015年版)[J]. 中华肿瘤杂志，2015，37(1).

[2] Hamanaka H，Gotoda T. Endoscopic resection for early gastric cancer and future expectations[J]. Digestive Endoscopy，2005，17(4):275-285.

[3] Makuuchi H，Yoshida T，Ell C. Four-Step endoscopic esophageal mucosal resection (EEMR) tube method of resection for early esophageal cancer[J]. Endoscopy，2004，36(11)：1013-1018.

[4] Nakamura M，Iwahashi M，Nakamori M，et al. An analysis of the factors contributing to a reduction in the incidence of pulmonary complications following an esophagectomy for esophageal cancer[J]. Langenbecks Arch Surg，2008，393(2)：127-133.

[5] Reid WD，Samrai B. Respiratory muscle training for patients with chronic obstructive pulmonary disease[J]. Phys Ther，1995，75(11)：996-1005.

(陈学瑜，李鹤成)

第十三章　胸外科机器人手术的麻醉管理

第一节　手术机器人系统的发展历史

19世纪，医学先驱现代腹部外科学之父，奥地利医师Theodor Billroth打开了患者的腹腔，开创了腹部外科学，这种传统的开腹(开胸)手术被称为是第一代外科手术。20世纪80年代，以腹腔镜技术为标志的微创手术取得了突破性进展，在许多外科学领域已经或正在取代传统的开腹(开胸)手术，成为多种手术的标准术式，因此，也被称为第二代外科手术。进入21世纪，以“达芬奇(da Vinci)”为代表的手术机器人系统用于临床，其全新的理念和技术优势被认为是外科学发展史上的又一次革命，也预示着第三代外科手术时代的来临。随着手术机器人的普及使用，麻醉机器人和其他医学机器人正在进入临床，人类社会即将步入机器人医学的全新时代。

“机器人”一词来源于剧作家Capek于1921年创作的戏剧“Rossum's Universal Robots”。这个单词源自捷克语“robota”，表示奴隶的劳动。1994年，美国加州Computer Motion公司首先推出了“伊索(Automated Endoscopic System for Optimal Positioning, AESOP)”外科机器人装置，这也是世界第一台帮助手术医师和护士进行手术的腹腔镜操作外科机器人装置。随后该公司又推出了第一台具有7个自由度的外科机器人，即“宙斯(ZEUS)”机器人外科手术系统(图1)。2001年9月7日，雅克马斯库克斯教授及其手术团队在美国纽约为法国斯特拉斯堡的一位患者实施胆囊切除术，手术持续了45 min，这是世界上第一次通过大西洋海底光纤的远程通讯技术和机器人外科手术系统结合进行的远程手术。

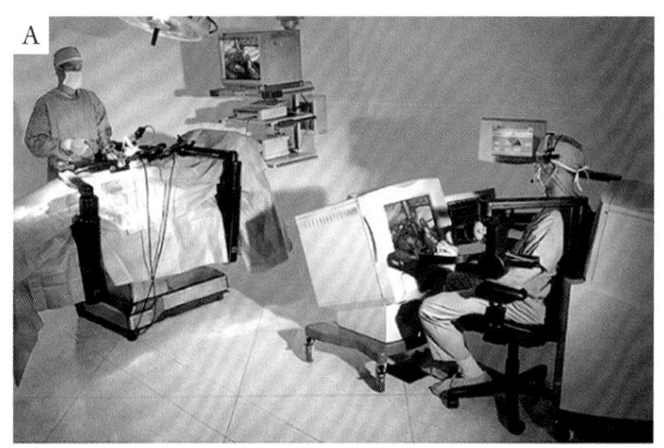

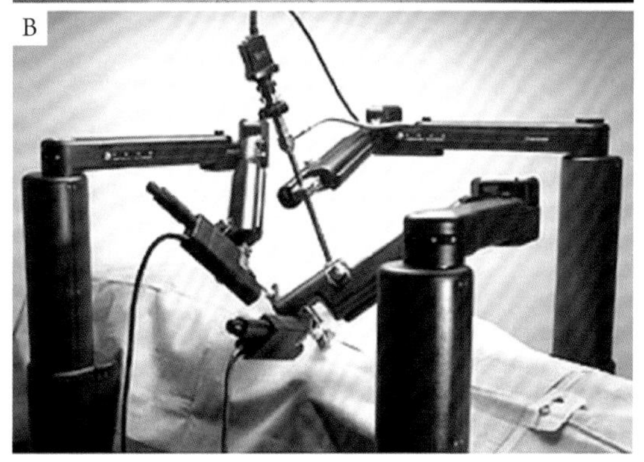

图1　“宙斯”机器人手术系统

(A)手术医师通过机器人实施远程控制操作，(B)“AESOP”手术机械臂。(摘自：Foust RA, Kant AJ, Lorincz A, et al. Robotic endoscopic surgery in a porcine model of the infant neck. Journal of Robotic Surgery, 2007, 1: 75-83)

1995年，受美国国防部门资助的Intuitive Surgical公司研发成功了“达芬奇(da Vinci)机器人手术系统”。之所以命名为达芬奇，是因为历史学家发现了这位文艺复兴时期伟大的发明家、画家和哲人在对人体解剖学进行研究的基础上，于1495年左右制作了世界首个机器人模型。

美国食品药品管理局(FDA)在2000年7月批准“达芬奇”机器人手术系统用于外科腹腔镜手术，2001年就有使用“达芬奇”机器人用于食管手术的报道。2002年FDA准其用于二尖瓣成形手术，2006年准其用于冠状动脉旁路移植手术。至此，“达芬奇”机器人已经可以用于胸外科和心脏外科的许多种类手术。其在胸外科领域的使用更是集中在食管、肺叶、纵隔、胸腺等多个区域，在降低手术创伤、促进患者康复、降低术后不良反应和减少医疗耗费等方面发挥着越来越突出的作用，也引领着胸外科手术医学的发展[1-2]。

1 “达芬奇”手术机器人的特点

达芬奇手术机器人系统主要有3个部分组成：(1)主控台(surgeon console)；(2)摄像臂、机械臂和手术器械构成的移动平台(robotic cart)；(3)三维成像视频影像平台(3D Vision system)(图2~图3)。

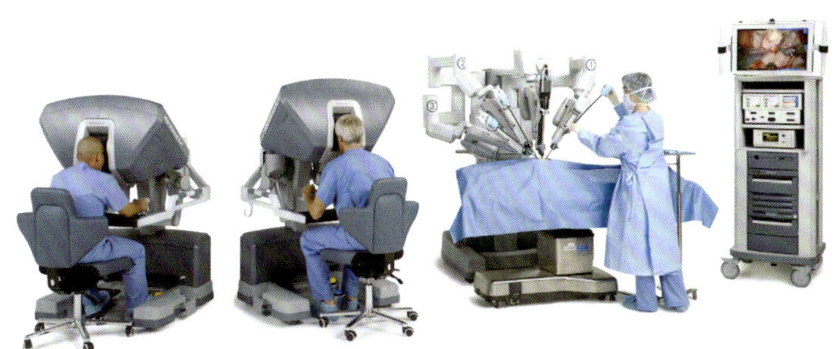

图2 “达芬奇”新型双人手术操作系统(da Vinci Si System)
(摘自Intuitive Surgical公司网站图片)

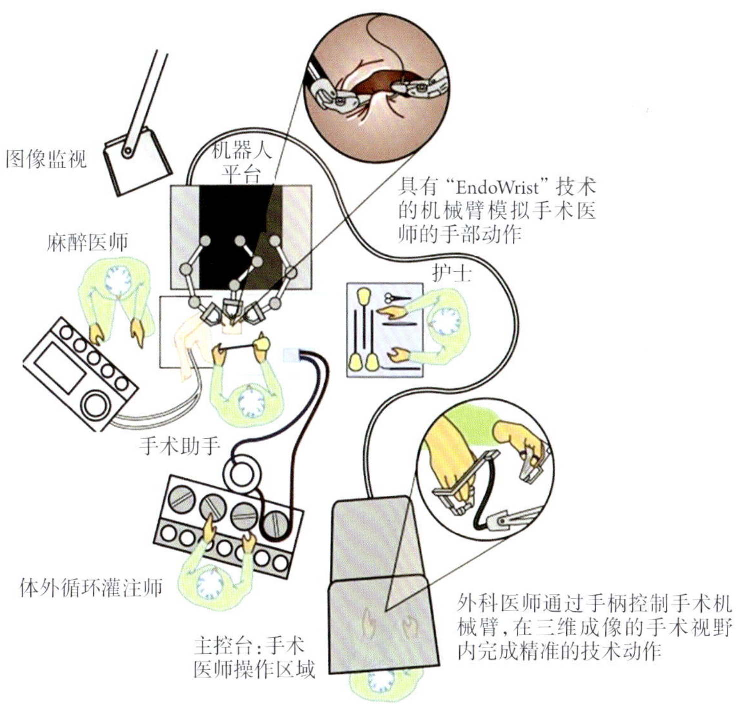

图3 使用“达芬奇”机器人手术的手术室布局
(摘自：Miller's Anesthesiology, 7th Edition)

“达芬奇”手术机器人系统提供了传统腹腔镜外科手术所不具备的优势：(1)远程控制(telemanipulative)；(2)三维影像(3D vision)；(3)动作校正(motion scaling)；(4)智能动作(intuitive movements)；(5)视线浸入(visul immersion)；(6)抖动过滤(tremor filtration)。其图像更清晰，可以放大10~15倍。“EndoWrist”仿真手腕器械可以提供7个自由度的活动，模拟人手指的灵活性。它扩展了外科医师的手术手段，有效缩短了腔镜手术的学习曲线。并且，由于手术医生在坐姿下操作，有利于进行长时间复杂的手术(图4~图5)。

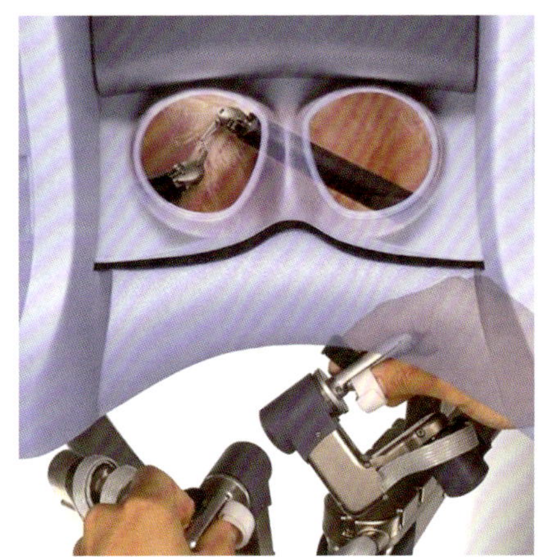

图4　“达芬奇”手术医师的操作手柄和立体三维成像手术视野

(摘自：Miller's Anesthesiology, 7th Edition)

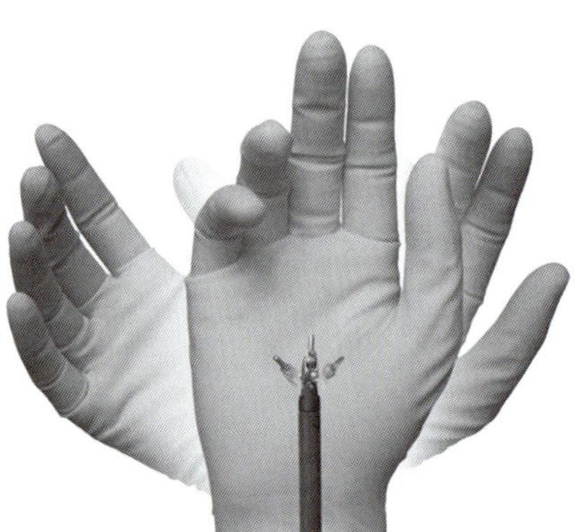

图5　“EndoWrist”仿真手腕机械钳

能够实时模拟手术医师的手腕和手指的旋转动作，活动具有7个自由度。(摘自：David LJ, Liza E. Robotic-assisted cardiac surgery. International Anesthesiology Clinics. 2012, 50: 78-89)

利用最新型的“达芬奇”机器人手术系统将经脐单孔腹腔镜技术(Laparoendoscopic single-site surgery，LESS)与经自然腔道内镜手术(Natural Orifice transluminal surgery，NOTES)技术整合(双镜杂交技术)，形成了微创外科该领域最新颖的杂交手术[2-4](图6)。

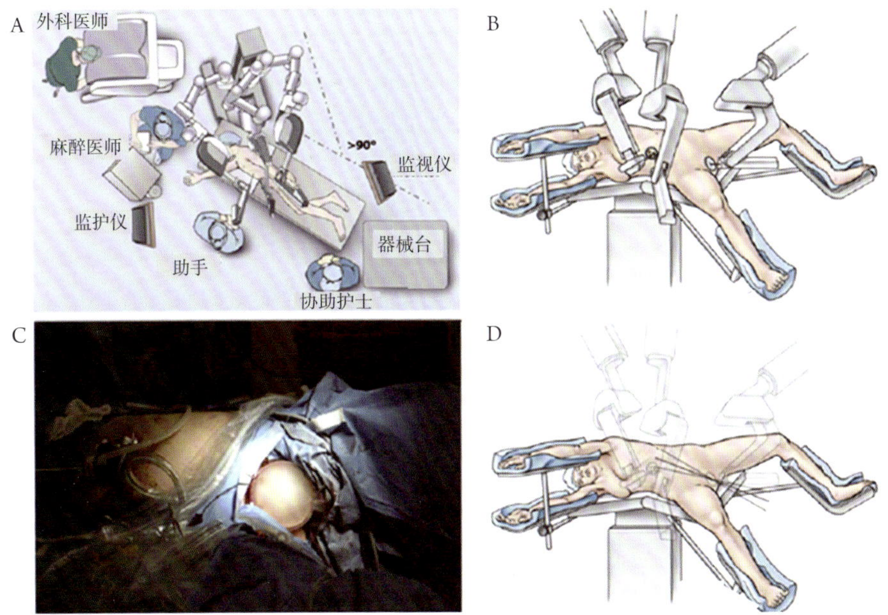

图6 “达芬奇”机器人手术系统开展的LESS和NOTES杂交手术图例

(A)手术布局；(B、D)患者的体位示意图；(C)通过脐周和阴道置入机器人的操作臂。(摘自：Kaouk JH, Khalifeh A, Laydner H, et al. Transvaginal hybrid natural orifice transluminal surgery robotic donor nephrectomy: first clinical application. Urology 2012, 80: 1171-1175)

“达芬奇”手术机器人虽然具有传统手术方式无法比拟的优势，但是它也存在不足和缺陷，主要是以下几个方面：(1)机器人手术系统的设备体积过于庞大，自重超过半吨，安装、调试比较复杂，在使用过程中可能会发生各种机械故障，如死机等，这会影响到术者的操作。(2)医生和系统的配合需要长时间的磨合，手术前的准备和手术中更换器械等操作耗时较长，患者在手术室内等待和停留的时间也相应延长。(3)价格昂贵，机器购置费用高，维修费用高。(4)目前的“达芬奇”机器人手术系统还缺乏能够模拟手术医师触摸手感的功能，因此也发生了“达芬奇”机器人误伤非手术组织的医疗差错，甚至给患者带来严重的危害。(5)目前医院使用的手术机器人大多是“达芬奇”系统，该产品对软件的技术垄断不利于使用单位对其功能的再开发，也限制了机器人手术系统的竞争性发展。(6)“达芬奇”机器人由于手术体位特殊，需要建立气腹(气胸)和手术时间长的特点，对于患者整体的生理功能干扰非常显著，对于高龄患者，或合并有肥胖、慢性阻塞性肺通气功能障碍、心功能受限等特殊疾病的患者并不合适，在麻醉管理方面需要格外注意。

就麻醉医师而言，“达芬奇”机器人手术的开展也给临床麻醉带来了许多新的课题和挑战，这在胸外科手术中尤其明显。由于机器人手术系统会占据麻醉医师的工作空间，甚至严重遮盖患者的头面部，因此麻醉医师在术中很难接触到患者(图7)。麻醉医师需要和手术医生、护士一同经过严格的训练，在发生危机情况时，能够快速从患者体内撤离机器人系统，使得麻醉医师能够在1 min内开展紧急抢救。机器人手术期间患者需要保持特殊的体位、长时间麻醉手术、CO_2气胸(或气腹)、单肺通气、CO_2蓄积、神经损伤等特殊问题也给麻醉管理带来了新的挑战，对于麻醉管理和监测提出了更高的标准。随着新型机器人手术的开展，麻醉手术期间相关的并发症也会相应增加，这些会与患者及其家属对于“达芬奇”机器人手术微创特征的理解和期望相互矛盾。因此，麻醉医师需要不断总结，及时更新掌握机器人手术麻醉的管理原则与规范，确保患者安全，为发挥机器人手术的优势，提高患者手术治疗效果、促进疾病预后，提供有效的支撑和保障作用[5-10]。

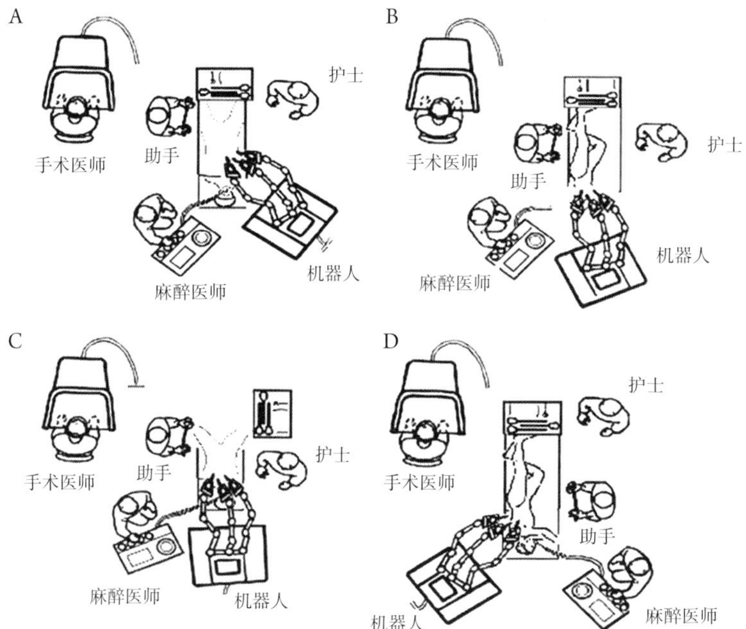

图7 “达芬奇”机器人辅助的普外科和胸科手术时手术室布置图

A：胆囊切除术。B：左肺叶切除术。C：胃切除术或Nissen胃折叠术。D：胰腺切除术。(摘自：Giulianotti PC，Coratti A，Angelini M，et al. Robotics in general surgery：personal experience in a large community hospital. Arch Surg，2003，138(7)：777-784)

2 机器人胸外科手术类型

目前已经在临床开展的“达芬奇”机器人胸外科手术主要集中在以下几种类型：胸腺切除术、纵隔肿块切除术、胃底折叠术、食管手术、肺叶手术。

对于胸外科医生确认可以通过“达芬奇”机器人开展上述手术的患者中，麻醉医生同样需要严格评估，积极准备，以做到围术期的精确麻醉管理，尽可能地支撑手术医师发挥“达芬奇”机器人手术的最大优势，尽可能地避免这种新型手术操作所带来的不良反应，使患者获得最大的利益。为了达到上述要求，麻醉医生需要在术前访视和评估、术中管理、术后并发症预防和治疗等方面建立有针对性的方法和策略，形成专科化管理模式。

第二节　胸外科机器人手术的麻醉管理

对于临床麻醉而言，机器人手术虽然是全新的手术方式，但是因为其基础源自传统的内镜微创手术，因此其麻醉管理策略与以往的腔镜手术麻醉管理相似，但也有其独特的地方。机器人手术麻醉更需要严格的术前评估和准备、精确的术中监测和管理、快速优质的恢复与转归。

1 术前评估和准备

目前的“达芬奇”手术机器人主要在表1所列的领域开展手术治疗。对于胸外科手术而言，下列患者使用机器人手术需要慎重。

表1　目前临床已经开展的“达芬奇”机器人手术种类

学科	手术种类
泌尿外科	根治性前列腺切除术、肾盂成形术、膀胱切除术、肾切除术、输尿管重建术
妇科	子宫切除术、肌瘤挖除术、阴道骶骨固定术
普外科	胆囊切除术、Nissen胃底折叠术、Heller贲门失迟缓手术、胃改道术、供体肾切除术、肾上腺切除术、脾切除术、胰腺切除术、肠道切除术、后腹膜肿瘤切除术
心脏科	乳内动脉分离术、房颤消融术、二尖瓣成形术、冠状动脉旁路手术、心脏肿瘤切除、先心病手术(动脉导管结扎、房间隔缺损、室间隔缺损修补术)
耳鼻咽喉头颈外科	口腔、喉咽肿块切除、喉成形术，甲状腺切除术等
胸外科	胸腺切除术、食管肿瘤切除、食管癌根治、纵隔肿块切除、肺叶切除术

1.1 术前合并心、肺疾病或功能障碍的患者

由于机器人胸外科手术期间患者需要维持特殊体位(如侧卧位，或者是头低脚高的过度屈氏体位)长达数小时，加之单肺通气，以及长时间的气胸会严重影响患者的生理机能，对于术前存在心血管系统疾患的患者(如存在肺内分流，或者是心脏泵血功能受限者)可能无法耐受。因此对于存在这类疾患的患者需要慎重选择，对于术前就有严重的功能损伤甚至失代偿者，建议选择传统的手术方式。对于术前合并慢性阻塞性肺通气功能障碍的患者，或者是严重的哮喘患者，肺功能中到重度异常的患者，同样需要慎重，应尽可能选择传统手术方式。

1.2 过度肥胖的患者

过度肥胖(BMI>30 kg/m^2)一方面会影响机器人手术期间手术区域的暴露和手术操作；另一方面，其此类患者的生理功能，尤其是呼吸和循环系统在术中也容易出现失代偿状况，围术期容易发生严重的低氧血症，以及与机器人手术相关的外周神经损伤。因此，在手术选择时需要慎重。当然也有过度肥胖患者成功接受“达芬奇”机器人手术的报道。此外，对于肥胖患者还需要警惕睡眠呼吸暂停综合征的合并疾病，此类患者容易发生严重的缺氧和气道困难，在麻醉诱导和术中维持，以及术后拔管监护等方面需要密切观察，积极制定预案，避免发生严重的不良反应。

1.3 病变范围大，侵犯其他临近组织的患者

机器人手术起初适用于良性病变的切除。由于其操作精细、解剖结构分辨清晰，因此也开始逐渐扩展到肿瘤患者的手术治疗。但是，由于目前的机器人缺乏外科医生的触摸感，对于侵犯相邻组织的肿瘤，因为边界不清，可能会导致周围正常组织的损伤，或是切缘病变残留。这给机器人的手术操作带来不便。因此，病变范围过大，或者是肿瘤侵犯周围组织者可以考虑传统手术或者是非手术的治疗方式。

1.4 青光眼和颅脑病变的患者

CO_2气胸或气腹，和或头低体位会加剧眼内压及颅内压的增加，恶化青光眼及颅内病变，甚至造成围术期的脑卒中。此类患者不适合机器人手术。此外，由于机器人胸外科手术需要长时间单肺通气、人造气胸、以及侧卧位等情况，可能会导致视神经压迫、缺血，头面部充血，眼周组织肿胀，严重者会发生术后失明，因此对于术前存在眼科疾病的患者选择机器人手术也需慎重，加强评估。

1.5　合并血栓性疾病的患者

术前存在的血栓可能会因为手术操作或者是气胸气腹、体位的影响而脱落，严重者会发生肺栓塞，危急生命。对于术前服用抗血小板药物的心脏介入治疗术后患者，需要邀请心脏科医师评估术前停用抗血小板药物的风险，并严格做到在术前一周停用阿司匹林等抗凝药物。

1.6　解剖异常的患者

病变组织的先天解剖变异不利于术者操作，影响手术效果。对于过去接受过胸腔手术的患者，可能存在组织的粘连，这也影响手术操作，因此需要通过影像学检查评价手术的难易程度。

1.7　胸腺和纵隔疾病的患者

对于胸腺和或纵隔手术的患者，其原发疾病中有严重的重症肌无力患者，对于重症肌无力患者一定要进行严格的术前评估，确定其内科用药情况，制定术前和术中术后等围术期的药物调整策略和给药方式，对于无法通过口服给药的患者，可以选择经胃管内给药的方式。对于纵隔手术，需要确定患者肿块与气管的位置，确定气管是否受到压迫或者病变牵连，从而调整气道管理方案。

1.8　手术患者的呼吸道评估

对于胸外科手术的“达芬奇”机器人手术而言，单肺通气是必要的麻醉管理方式，在支气管插管之前，必须了解患者的呼吸道和气管、支气管的解剖情况，查阅患者术前颈胸部CT和肺的X线平片，了解气管直径和支气管的解剖变异，从而选择尺寸合适的支气管导管，对于气道狭窄的患者，可以考虑使用支气管封堵管。

随着手术机器人的发展，手术机器人与传统的手术方式，或其他技术的联合、杂交会使得更多的患者能够受益于这类先进的手术方式。

年龄不是机器人手术的禁忌证，已经有很多高龄患者成功接受机器人手术的病例报道。机器人在小儿胸外科手术中也有了很大的发展。

机器人手术的患者术前准备除了一般的常规内容外，还需要注意以下内容：(1)术前使用低分子量肝素预防围术期的血栓形成。皮下注射低分子量肝素能够减少术中术后的血栓形成及危害，这些内容主要针对存在血栓高危因素的患者。(2)术前预防性服用制酸剂，降低胃酸浓度，减少术中胃液反流以及其造成的不良影响。(3)术前服用轻泄液，排空肠道的粪便和积气，从而使得术中的操作空间能够更好的显露，并且也可以降低手术误伤肠道的风险和危害。(4)术前建立鼻胃管和导尿管，减轻胃肠张力和增加盆腔手术的空间。(5)对于胸外科手术患者而言，术前进行规范化的肺功能锻炼能够减少术后肺部并发症的发生率。(6)有吸烟嗜好的患者，在手术前一定要做到戒烟2周以上，从而显著减少术后肺部并发症的发生率。(7)对于术前存在肺部感染或者有高危感染风险的患者，需要在术前进行规范化的抗菌和或雾化治疗，促进痰液的排出。(8)对于贲门失弛缓症的患者，或者是食管以及胃部疾病的患者，需要注意胃内容物的潴留，在麻醉诱导时需要严密监测[11-18]。

2 麻醉管理与监测

2.1 麻醉方法

麻醉管理主要采用全身麻醉的方法，可以联合使用外周神经阻滞或胸部硬膜外麻醉技术，减轻术后疼痛。随着机器人单孔腹腔镜手术和经自然孔道腔镜手术的开展，椎管内麻醉和麻醉镇静术的麻醉方法也有报道。无论使用何种麻醉方法，都要求做到充分快速地保障患者的生命安全、麻醉镇痛效果全面、促进患者术后康复和转归。

2.2 麻醉诱导

胸外科手术需要支气管插管行单肺通气，对于达芬奇手术而言，多数选择左双腔管行左侧支气管插管。在食管和或胸腺等部分手术中可能还需要双腔管更换为单腔的气管导管，术后持续机械通气。由于术中需要建立气胸，有些单位也选择支气管封堵管，选择这类方法时需要注意的是它们对于支气管吸引的不利影响。麻醉诱导一般采用快速程序诱导方式，选择快速起效的全身麻醉药物如丙泊酚、瑞芬太尼和肌松药罗库溴胺。对于支气管导管的准确定位一定要用纤维支气管镜来确认。

2.3 麻醉维持

全身麻醉的维持一般主张使用吸入麻醉技术，如代谢较快的地氟醚、七氟醚。这是由于吸入麻醉的特点非常适合长时间机器人手术的要求。也有持续使用背景剂量的瑞芬太尼维持基础抗伤害性感受(镇痛)的方法。静脉持续输注静脉麻醉药物也可用于麻醉维持，适合于手术时间短的患者，但是需要注意长时间手术以及肥胖患者的体内药物蓄积作用。对于胸外科手术患者而言，笔者推荐静吸复合的全身麻醉维持策略，一方面可以降低两者的药物浓度，减少相应的不良反应，一方面也可以增加麻醉深度的平稳性，避免因为单肺通气和气胸引发通气血流比例失调所致的麻醉深度变化和严重的低血压等不良事件的发生。

2.4 体动反应

机器人辅助手术要求术中患者绝对无体动反应。此外，肌肉松弛也有助于建立安静稳定的手术空间。因此，可以采用连续输注的方式使用中、短效肌肉松弛药物，保证手术期间无体动反应。大型手术、老年患者、合并疾病影响神经肌肉阻滞效果的患者，需要建立肌肉松弛深度的监测，避免肌松药物的不合理使用和术后肌松残余效应。

2.5 术中输液

机器人手术患者的术中输液目的是为了维持有效循环血容量和血流动力学稳定，维持重要脏器的灌注，增加组织的氧供，降低心肌氧耗。手术前的液体填充可以避免因麻醉和手术气腹、体位等因素导致的相对血容量降低对于患者循环功能的不利影响。气腹气胸本身会导致外周血管阻力增加，下腔静脉回心血流量减少，心排量降低，而气腹撤除后，内脏的机械压力去除后血液再分布，这些都会影响血流动力学的稳定。对于机器人心脏和胸科手术而言，由于单侧气胸、心功能受限以及手术创伤，因此需要注意容量过负荷造成的局部组织肿胀。当手术结束，气腹气胸解除及患者恢复正常体位后，需要适度加快输液，维持循环血容量的稳定。

此外，术中输液应该选择外周粗大的静脉，静脉通路妥善固定，避免术中脱落。对于胸外科机器人手术，术中尿量能够成为判断组织灌注和补液量的依据，一般需要尿量大于1 mL/kg·h。

2.6 手术体位

机器人手术的体位多有特殊要求，屈氏体位本身会给循环、呼吸、内分泌等多个器官系统功能产生不利影响(表2)。长时间的侧卧位和气胸、气腹会抑制并降低心排量，同时造成上肢的静脉压力增加，不利于血液回流，甚至导致颅内压力增加，颜面部肿胀。此外，对于手术区域暴露的需要，患者上肢过度外展有压迫损伤外周神经(臂丛神经)的风险，需要做好防护，避免发生患者术中体位移动(图8~图9)。

表2 CO_2气胸(气腹)对于患者生理功能的影响

组织系统	生理功能
心血管系统	↑体循环阻力 ↑平均动脉压 ↑心肌氧耗 ↓肾脏、门静脉、脾脏血流
呼吸系统	↑通气-血流比例失平衡 ↑功能残气量 ↓肺活量 ↓顺应性 ↑气道峰压 肺充血和水肿 高碳酸血症，呼吸性酸中毒
中枢神经系统	↑颅内压 ↑脑血流量 ↑眼内压
内分泌系统	儿茶酚胺释放 肾素-血管紧张素系统激活
其他	静脉空气栓塞 神经损伤，尤其是臂丛神经损伤 气管导管移位 面部和气道水肿

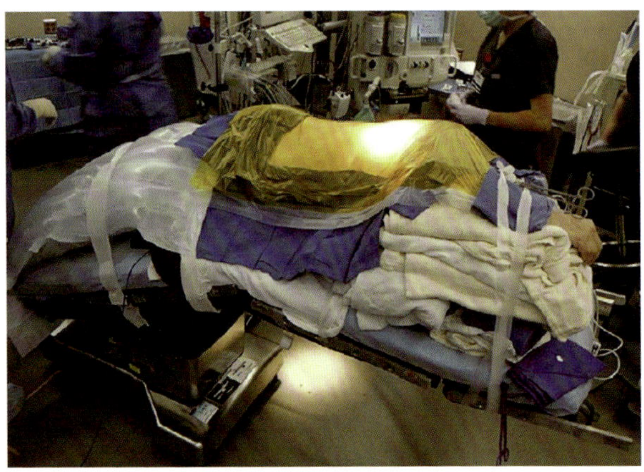

图8 接受机器人辅助的肺叶切除术患者体位

要求尽可能让手术部位位于最高处，下肢降低，此体位会影响下肢的静脉回流。(摘自：Steenwyk B，Lyerly Ralph. Advancements in robotic assisted thoracic surgery. Anesthesiology Clin，2012，30：699-708)

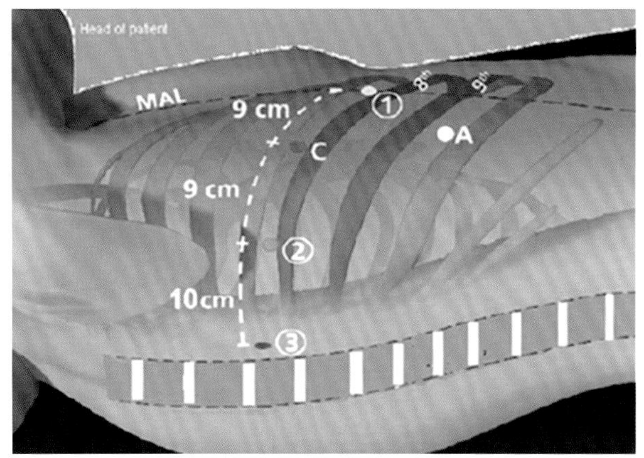

图9 机器人辅助肺叶切除术时机械臂置入位置图示

A为牵引臂，C为摄像臂(摘自：Steenwyk B, Lyerly Ralph. Advancements in robotic assisted thoracic surgery. Anesthesiology Clin 2012, 30: 699-708)。

2.7 有创监测

对于胸外科手术而言，必须做桡动脉穿刺监测直接动脉压、深静脉穿刺监测中心静脉压力，这是因为术中可能会出现心血管循环指标的剧烈波动，也可能会因为长时间手术、单肺通气和气胸导致通气血流比例失调等病理生理变化。此外，由于机器人装置锚定的位置，导致麻醉医师近距离观察接触患者的空间被压缩。因此，所有的有创性监测部位要妥善固定，避免出现导管脱落的不良事件。此外，由于术中患者体位的变动，有创监测的传感器零点位置也需要相应变动，一般放置在剑突水平面的心脏位置，对于侧卧位患者，可以消除上肢位置不同导致的测量误差。

2.8 低血压和低氧血症

胸外科机器人手术过程中，单肺通气和长时间的气腹气胸会使膈肌上移，可能会压迫内脏，降低其顺应性，抑制心脏的舒张功能，减少下肢静脉的回心血流量，导致有效血容量降低和低血压，这在老年患者和术前容量不足的患者中尤为突出。此时心率可以增加，也可以不变。对于老年患者，严重的低血压会诱发心率减慢，心排量减低，呼气末CO_2浓度降低，影响了心肌灌注，心电图ST段波形的观察分析能够及时发现心肌缺氧。如果不及时处理会产生严重的心血管事件。此时可以通过使用血管活性药物、液体的血容量填充等方式维持循环功能的稳定。

气腹、气胸以及单肺通气会增加气道阻力，降低功能残气量，加剧肺通气血流比例失调，严重者会出现低氧血症。此时可以通过提高吸入氧气浓度、降低气道阻力、呼气末持续正压通气、非通气侧肺的持续增压通气(CPAP)，降低CO_2气腹气胸压力和流量等策略应对。严重者可以暂停手术，等待严重受损的循环呼吸功能纠正后再继续手术操作。如果始终不能改善者，可以改变手术方式，使用对循环呼吸功能影响较小的传统开腹(胸)手术。对于呼气末CO_2数值在短时间(半小时)内快速升高到60 mmHg以上者，一定需要排除皮下气肿的不良事件。对于动脉血CO_2分压超过80 mmHg者，需要注意CO_2导致的颅脑灌注增加和麻醉效应。长时间的二氧化碳分压增加可能会导致脑水肿，造成患者术后苏醒延迟，甚至植物人的严重不良事件。对于血液中CO_2浓度增加者，在手术结束的时候，需要注意避免二氧化碳撤出综合征，此类征状主要是体内CO_2浓度快速降低引发的严重低血压和心肌缺血，严重者影响患者生命安全。

外周脉搏氧饱和度监测的部位不能用耳垂和头面部，这是因为长时间气腹和过度的头低位，会造成头面部静脉血增加，影响测量数值的准确性。

2.9 麻醉镇静深度

机器人手术期间严重的通气血流比例失调和单肺通气可能会影响吸入麻醉药物的吸收和排除，导致麻醉深度的波动。此外，高碳酸血症导致脑内的CO_2浓度增加、体位变动、静脉麻醉药物的长时间持续推注所产生的药物蓄积等，这些效应都会影响麻醉镇静深度的监测。有学者认为CO_2也是一种药物，血中过高的CO_2浓度，即高碳酸血症会降低脑电双频指数的数值。因此，长时间的机器人手术，建议使用麻醉镇静深度监测，维持术中合理的麻醉镇静深度，避免药物的过量和蓄积，从而实现精确麻醉，降低术后并发症的发生率，促进术后的快速恢复。

2.10 体温监测和维护

所有的手术麻醉都存在降低患者体温的危险，机器人手术发生术中低体温的几率更高。这是由于温度较低的CO_2持续吹入机体，以及手术时间过长所致。因此术中需要严密监测和积极维持正常的体温，使用保温毯和暖风机，将肢体覆盖完全，使用输液加温装置，维持中心体温高于36℃，避免体温丧失。

2.11 支气管导管移位

机器人手术期间在体位改变和或建立CO_2气胸后，支气管导管的位置可能会出现移动，严重者甚至会出现支气管损伤。其预防措施是妥善固定好气管导管，准确记录刻度，术中通过监测气道阻力、呼气末CO_2压力波形、双肺的呼吸音听诊和纤维支气管镜等手段密切观察是否发生了导管的移位，避免患者体位移动导致的气管导管位置改变。术中也需观察气管导管套囊的压力，避免压力过大对气道造成损伤。

2.12 外周组织和神经损伤

机器人手术会产生或者是加重外周组织的压迫及神经损伤，这对于糖尿病等外周循环功能损伤的患者而言更为重要。长时间的特殊体位会造成或加重肩、肘、臀、膝、腘、下肢等处的软组织压迫、神经病变，甚至导致永久的运动和或感觉功能的神经损伤。肢体抬高、长时间的压迫、肥胖会导致下肢的骨筋膜室综合征，致其缺血损伤。因此在手术期间需要严格保护，避免过度压迫、缺血损伤和神经病变。

2.13 血栓形成

由于机器人手术时间长，体位特殊，加之循环的剧烈波动，下肢血流不畅，可能会导致深静脉血栓的形成和或脱落。对于存在先天性卵圆孔未闭的患者，血栓会播散全身，不但影响到脑功能，严重者可发生肺栓塞危急生命安全。在围术期，乃至术后20 d内均可以有血栓形成。预防措施包括下肢使用弹力袜或连续间断的机械压迫，以促进下肢血液回流，对于血栓形成的高危患者预防性使用低分子量肝素，术后早期的被动肢体活动，经食道的连续超声心动图、呼气末二氧化碳压力波形监测等都能够及时发现严重的血栓危害。

机器人手术期间的空气栓塞也有报道，主要是手术失误造成的血管破裂、血窦开放，气体大量进入循环系统，或者是特殊体位造成的静脉压力过低，空气进入静脉系统等。这些都需要在手术期间严密观察和积极预防。一般而言，CO_2在组织中的溶解度高，能够被快速吸收，虽然不易形成危害严重的气栓，但是大量CO_2直接进入血管，也不利于循环和呼吸等生理功能的维护。

2.14 气胸(气腹)损伤

胸外科机器人辅助手术期间所使用的气胸(气腹)压力多较传统腔镜手术的气腹压力高，虽然它可以更好地暴露手术区域，便于机械手的操作，但是，随之带来的气胸(气腹)损伤是不容忽视的威胁和挑战。气胸(气腹)损伤除了高碳酸血症对循环、呼吸、内分泌等功能的影响外，还表现在气胸(气腹)的机械压迫对于内脏组织灌注的干扰，气胸(气腹)所并发的皮下气肿、纵隔气肿、心包气肿的危害，气腹建立初期气腹针对肠腔血管的穿刺损伤。

2.15 口腔黏膜、眼结膜以及角膜的损伤

长时间机器人手术可能会出现胃液的反流，加之头低体位，胃内的酸性液体会灼伤口腔黏膜、眼结膜和角膜，并且由于机器人手术的特点，患者头部可能会被手术铺巾遮蔽不能接近，因此不能够及时观察。此外，机器人的机械臂也可能会损伤患者的头面部组织。避免这类损伤的主要方法有：持续的胃肠吸引减压、口腔填塞纱条、眼睛的封闭保护等，并且要尽可能暴露头面部，及时发现可能出现的损伤。为了保障患者的手术安全，需要及时移除机器人手术设备，保证麻醉医师可以更快地接触患者的头面部，实施抢救方案。

3 术后恢复与转归

机器人手术结束后，患者多在麻醉后苏醒室苏醒，接受长时间手术及大型手术的患者则需要进入ICU观察。由于机器人手术的微创特点，患者期望术后能够尽快的恢复，回归家庭和工作。麻醉管理上需要采取多模式预防，避免术后并发症的出现。其在麻醉后苏醒室的管理方面需要重视以下几个方面。

3.1 术后呼吸困难

机器人手术气腹或气胸压力高，长时间的过度头低位会加重头面部组织的水肿，气管和声门也不例外。临床发现患者拔管后再次出现呼吸困难的原因可能是气管和声门的水肿，严重者需要再次气管插管。因此，对于术后出现明显的眼周组织肿胀者，可能合并气道水肿、声门和舌体的肿胀，此时拔管需要小心，应该在组织水肿消除后，患者呼吸功能恢复正常后，方可拔除气管导管。在拔除气管导管前，需要释放导管套囊内的气体，避免加重损伤。

3.2 术后机械通气维持

对于胸腺切除术，长时间的单肺通气和气胸的机器人手术，以及创伤大、出血多、高龄、术前合并多器官功能损伤的患者而言，术后主张维持机械通气，将双腔支气管导管更换为普通气管导管后，患者带管进入ICU进一步监测治疗，这样能够保证患者术后肺功能的恢复，保证良好的手术质量，降低手术相关的并发症和死亡率。

3.3 术后躁动和谵妄

长时间的机器人手术患者术后躁动和谵妄的发生率较高，这是由于手术期间CO_2大量溶解在组织内，其排出速度相对缓慢。此外，通过过度通气法将CO_2快速排出体外，会相对收缩脑血管，降低脑血流量，不利于吸入麻醉药物

排除体外，这些都是术后躁动和谵妄的原因。因此，术后仍然需要通过控制通气或辅助通气，将体内过多的CO_2排出体外，避免快速过度通气导致的矫枉过正。

术后疼痛，患者对胃管、导尿管或引流管的不适也是躁动的重要因素，可以通过使用镇痛镇静的药物预防和纠正。术后早期导尿管、引流管的拔除也是降低术后躁动谵妄的有效手段。

对于严重躁动者，需要排除喉头、气道肿胀导致的呼吸困难，以及纵隔气肿、术中气胸导致的肺不张、甚至是心包积气等严重并发症。

3.4 术后出血

机器人手术本身不会导致大量出血，但是由于对血管走行解剖判断的失误，以及目前的机器人缺乏外科医师手指的触摸感，有机械臂误伤血管造成大出血的报告。在一定的气胸(气腹)压力下，小的血管可能暂时关闭，当气胸(气腹)压力解除，缝合欠佳、未完全封闭的血管会再次出血，此时如果还是采用机器人腹腔镜技术进行术后探查，则可能会影响出血点的寻找。有报道指出术后出血的部位来自于放置摄像头、手术机械臂等器械进入腹膜的部位，因此需要手术医师做到严密止血。

3.5 术后疼痛

机器人手术因为切口小，术后疼痛较传统开腹手术轻，尤其是新型的经自然腔道手术。但是患者对微创手术的期待，以及对术后快速恢复的要求，使得其对术后镇痛的要求更高。可以采用多模式镇痛的方式，联合外周区域神经阻滞技术、手术切口的局麻药物浸润等技术治疗术后疼痛。如机器人胸科和心脏手术可以采用椎旁神经阻滞，有研究认为其效果优于硬膜外术后镇痛，或者是胸膜腔注射局麻药物等。对于气胸(气腹)手术，术后CO_2没有排除完全的情况下，也会存在患者术后的肩背部疼痛，此时可以使用非甾体类抗炎镇痛药物[19-23]。

第三节 机器人手术及其麻醉管理的发展方向

机器人手术已经切实地改变了外科手术治疗学的发展轨迹。今后的机器人手术领域将会更加广泛，更加普及。机器人手术的模拟培训也将成为外科医师培养的重要内容。机器人手术已经向小型化、智能化方向发展。随着单孔腔镜机器人技术的临床应用，以及其与自然孔道腔镜手术的联合杂交，结合新型的三维超声定位技术，以及机器人手术在儿童中的扩大应用，机器人手术不仅给外科学带来了变革，也推动了临床麻醉实践的进步。麻醉医师必须立足于围术期医学的高度，在术前评估、术中管理和术后随访治疗方面更新理念，麻醉方案要做得更细致、更精确，今后的机器人麻醉技术才能更准确地配合机器人手术，以保证患者手术麻醉的安全、舒适和优质转归。

参考文献

[1] Miller's Anesthesiology, 7th Edition.

[2] 杨明，高长青. 机器人心脏手术的应用现状[J]. 中国微创外科杂志 2012，7：586-593.

[3] Kaouk JH, Khalifeh A, Laydner H, et al. Transvaginal hybrid natural orifice transluminal surgery robotic donor nephrectomy: first clinical application[J]. Urology, 2012, 80(6): 1171-1175.

[4] Faust RA, Kant AJ, Lorincz A, et al. Robotic endoscopic surgery in a porcine model of the infant neck[J]. J Robot Surg, 2007, 1(1): 75-83.

[5] Darlong V, Kunhabdulla NP, Pandey R, et al. Hemodynamic changes during robotic radical prostatectomy[J]. Saudi J Anaesth, 2012, 6(3): 213-218.

[6] Bonatti J, Schachner T, Bonaros N, et al. Robotically assisted totally endoscopic coronary bypass surgery[J]. Circulation, 2011, 124(2): 236-244.

[7] Dhawan R, Roberts JD, Wroblewski K, et al. Multivessel beating heart robotic myocardial revascularization increases morbidity and mortality[J]. J Thorac Cardiovasc Surg, 2012, 143(5): 1056-1061.

[8] Abood GJ, Can MF, Daouadi M, et al. Robotic-assisted minimally invasive central pancreatectomy: technique and outcomes[J]. J Gastrointest Surg, 2013, 17(5): 1002-1008.

[9] Giulianotti PC, Coratti A, Angelini M, et al. Robotics in general surgery: personal experience in a large community hospital[J]. Arch Surg, 2003, 138(7): 777-784.

[10] Hong JY, Kim JY, Choi YD, et al. Incidence of venous gas embolism during robotic-assisted laparoscopic radical prostatectomy is lower than that during radical retropubic prostatectomy[J]. Br J Anaesth, 2010, 105(6): 777-781.

[11] Chauhan S, Sukesan S. Anesthesia for robotic cardiac surgery: an amalgam of technology and skill[J]. Ann Card Anaesth, 2010, 13(2): 169-175.

[12] Oliveira CM, Nguyen HT, Ferraz AR, et al. Robotic surgery in otolaryngology and head and neck surgery: a review[J]. Minim Invasive Surg, 2012, 286563.

[13] Chi JJ, Mandel JE, Weinstein GS, et al. Anesthetic considerations for transoral robotic surgery[J]. Anesthesiol Clin, 2010, 28(3): 411-422.

[14] Chatti C, Corsia G, Yates DR, et al. Prevention of complications of general anesthesia linked with laparoscopic access and with robot-assisted radical prostatectomy[J]. Prog Urol, 2011, 21(12): 829-834.

[15] Marengo F, Larraín D, Babilonti L, et al. Learning experience using the double-console da Vinci surgical system in gynecology: a prospective cohort study in a University hospital[J]. Arch Gynecol Obstet, 2012, 285(2): 441-445.

[16] Robotic Gynecologic Surgery WHEC Practice Bulltein and Clinical Management Guidelines for healthcare providers.

[17] Zhan Q, Deng XX, Han B, et al. Robotic-assisted pancreatic resection: a report of 47 cases[J]. Int J Med Robot, 2013, 9(1): 44-51.

[18] Steenwyk B, Lyerly R 3rd. Advancements in robotic-assisted thoracic surgery[J]. Anesthesiol Clin, 2012, 30(4): 699-708.

[19] Bonatti J, Schachner T, Bonaros N, et al. Robotically assisted totally endoscopic coronary bypass surgery[J]. Circulation, 2011, 124(2): 236-244.

[20] Leff JD, Enriquez LJ. Robotic-assisted cardiac surgery[J]. Int Anesthesiol Clin, 2012, 50(2): 78-89.

[21] Gainsburg DM. Anesthetic concerns for robotic-assisted laparoscopic radical prostatectomy[J]. Minerva Anestesiol, 2012 May, 78(5): 596-604.

[22] Phong SV, Koh LK. Anaesthesia for robotic-assisted radical prostatectomy: considerations for laparoscopy in the Trendelenburg position[J]. Anaesth Intensive Care, 2007, 35(2): 281-285.

[23] Choi EM, Na S, Choi SH, et al. Comparison of volume-controlled and pressure-controlled ventilation in steep Trendelenburg position for robot-assisted laparoscopic radical prostatectomy[J]. J Clin Anesth, 2011, 23(3): 183-188.

(薛庆生)

第十四章　机器人辅助胸外科手术主刀、助手、护士配合

第一节　手术器械、物品准备

1　手术器械

普通器械配置：$7^{\#}$刀柄、组织剪、皮肤镊、持针器、中弯血管钳、开来血管钳、艾丽斯钳(组织钳)、小直角皮肤拉钩、卵圆钳(见表1~表3)。

表1　手术器械

内镜专用器械	一次性耗材物品
12 mm Trocar 2个、吸引器、气腹管、内镜手术用组织抓钳、剪刀、10 mm钛夹、结扎夹及钳、单极、双极电凝线	$22^{\#}$刀片、$11^{\#}$刀片、△9×24、尺、导尿包、引流袋、吸引连接管、电刀、石蜡油棉球、6×7和10×10伤口敷贴、可显影小纱布、进口橡皮带、内镜切割吻合器及一次性钉匣、标本取物器、32Fr胸腔引流管、8Fr引流导管、$0^{\#}$ 5/8弧度可吸收缝合线、3/0快吸收皮肤缝合线

表2 食道手术用物

内镜专用器械	一次性耗材物品
12 mm Trocar 2 个、吸引器、气腹管、超声刀连接线、内镜手术用组织抓钳、剪刀、10 mm 钛夹、结扎夹及钳、单极、双极电凝线、内镜手术用扇形组织拉钩、腔镜用双关节组织钳、腔镜用钉砧把持钳	22 # 刀片、11 # 刀片、△ 9×24、尺、导尿包、引流袋、吸引连接管、电刀、切口保护套、石蜡油棉球、6×7 和 10×10 伤口敷贴、可显影小纱布、20 mL 注射器、内镜切割吻合器及一次性钉匣、标本取物器、32Fr 胸腔引流管、8Fr 引流导管、200 mL 负压引流瓶、空肠造瘘管、2/0 双头直针、3/0 非吸收聚丙烯线、3/0 可吸收线、0#5/8 弧度可吸收缝合线、3/0 快吸收皮肤缝合线

注：食道手术如果涉及颈部淋巴结清扫时需准备以下用物：有带纱布巾、中纱布、甲状腺自动拉钩、甲状腺直角拉钩、蚊式血管钳、中弯血管钳、组织钳、解剖剪刀，100 mL负压引流瓶、3/0丝线、○6×14。

表3 纵隔及胸腺手术用物

内镜专用器械	一次性耗材物品
12 mmTrocar 2 个、吸引器、气腹管、内镜手术用组织抓钳、剪刀、10 mm 钛夹、结扎夹及钳、单极、双极电凝线	22 # 刀片、11 # 刀片、△ 9×24、尺、导尿包、引流袋、吸引连接管、电刀、石蜡油棉球、6×7 和 10×10 伤口敷贴、可显影小纱布、标本取物器、32Fr 胸腔引流管、0 # 5/8 弧度可吸收缝合线、3/0 快吸收皮肤缝合线

2 机器人相关器械

2.1 Da vinci系统附件

包括8 mm内径套管3个及穿刺器、镜头成像校对器、内镜镜头适配器、镜头臂适配器、导光束、8 mm内径套管密封盖子3个、一次性机械臂罩3个、一次性镜头臂罩、一次性镜头罩、30°镜(纵隔手术使用0°镜)。

2.2 Da vinci器械

包括电凝钩(PERMANENT CAUTERY HOOK)、单孔窗式双极电凝抓钳(FENESTRATED BIPOLAR FORCEPS)、无创单孔抓钳(CADIERE FORCEPS)、马里兰电凝分离钳(MARYLAND BIPOLAR FORCEPS)、持针器(LARGE NEEDLE)、单极电凝剪刀(MONOPOLAR CURVED SCISSORS)、超声刀(HARMONIC CURVED SHEARS)。

3 其他相关配备

手术床要配备普通搁手板及可调节高度搁手板各一、髂托2个、脚托板、扇形器械台、方形器械台、可调节高度坐凳、盆架、不同尺寸体位软垫、弹力绷带、记号笔、影像刻录设备。

第二节　手术室布局

Da Vinci手术机器人分为3个部分：医生操作控制系统、机械臂系统、视频成像系统。医生操作控制系统通过一组连线与机械臂系统和成像系统相连接，可以作为一个相对独立的部分放置于远离手术台无菌区域的位置。医生可以在不受干扰的区域内专心操纵机器人的控制系统。机械臂系统、视频成像系统作为手术主要操作工具和为助手提供视野的辅助系统，紧邻手术台。视频成像系统需连接镜头及光源，在此系统上还需配备电刀、超声刀等能量输出平台，通过单极、双极电凝连接线与机械臂上的操作钳相连接，在不影响操作者及遵循无菌要求的前提下尽量靠近手术台，可放置在患者身侧，其显示屏调节好角度，正对助手，高度调节至适宜位置。Da vinci机械臂系统推向手术床的原则为镜头曲卡位置、目标区域与Patient Cart中心柱三点为一线，Patient Cart正对患者头端推向手术床。机器手臂的分布为患者左侧为双臂，三号臂位于背侧。

Da Vinci手术时麻醉机摆放在手术床左前侧，使麻醉机呼吸回路的接口与患者气管插管接口保持尽可能短的距离，术中根据患者不同的体位(左侧卧位或右侧卧位)相应调整术中监测的导联线及补液通路。术中麻醉医师位于麻醉机操作台前，既要能看到麻醉机的工作状态及监护仪显示参数，又能清楚看到由Da Vinci视频成像系统所传出的手术操作图像，确保麻醉医师能同时兼顾观察患者通气情况及手术者的操作。

第三节　患者手术体位放置要求

与传统开放手术不同，机器人手术要求在手术部位切口及脏器充分显露的同时也要兼顾机器人机械臂在操作时不受限，而且要求整台机械臂系统在水平和垂直空间都能按照手术进程的要求移动至相应位置，且在术中安装器械到位后不能随意移动和改变，术前合理的手术体位对保障手术成功起到关键性作用。手术体位应根据患者不同体型因人而异，遵循以下原则：保持患者正常生理弯曲，使患者舒适、安全，不能过度牵拉患者肌肉和神经；保护患者肢体，避免因压迫而发生术后并发症；托垫稳妥，患者各部位不能悬空。

1 机器人肺手术90° 侧卧位放置方法

(1)普通搁手架放置于手术床上，位于患者非手术侧肩部水平位。

(2)同侧放置侧卧位专用可调节高度角度搁手架，它的优点是可以根据保持手术中机器人机械臂的操作范围不受限，并且能使患者胸廓自然伸展，不会受到两侧上肢挤压，能保持正常呼吸，胸腔手术野暴露良好，同时也可避免臂丛神经受到压迫。

(3)侧卧后胸部下方第4、5肋放置胸枕。同时将患者腰部正对手术床背板交界处，使手术床形成一定的角度(手术床先整体调至头高脚低位10°~15°，背板放低15°~20°)(图1)。在机器人手术中运用这种体位是为了避免术中患者的髂部影响机械臂的操作。

(4)手术侧上肢放在可调节高度和角度的搁手架上，并外展成15°~20°角，尽量放低，另一侧上肢放在普通搁手架上，并用弹力绷带和约束带固定上肢。

(5)在下腹部和臀部分别安放髂托固定，两下肢接触处要放置软垫，并在膝部和踝部分别安放软垫垫高，约束带固定下肢。

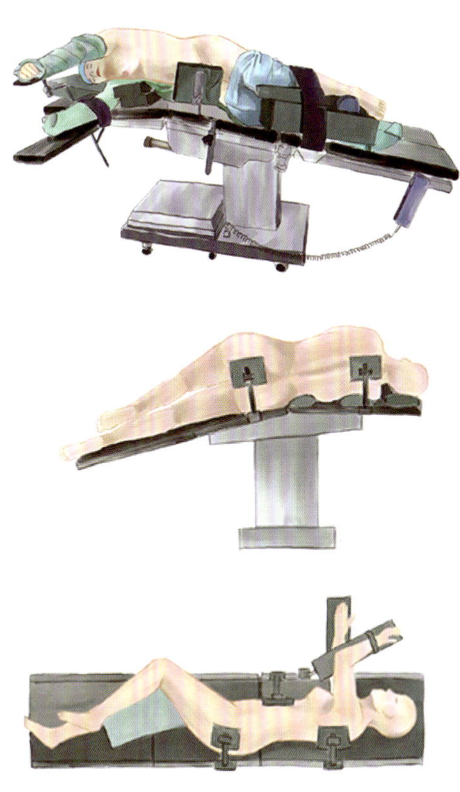

图1 机器人肺部手术90° 侧卧位放置方法

2 机器人食道手术90° 侧卧位及平卧位的放置方法

机器人食道手术90°侧卧位的放置基本方法同机器人肺手术90°侧卧位，身体稍向前倾。在手术中将床调整成头高脚低位10°，利用自然重力作用使术野更好的显露(图2)。

机器人食道手术平卧位放置方法如下：

(1)患者平卧于手术床，如果需要进行颈部淋巴结清扫则需加装手术床头板。

(2)患者胸部肩胛下垫胸枕，并在腰部垫软枕，膝关节下方垫软枕，足跟垫专用硅胶垫，约束带固定在膝关节上方。

(3)放置脚托板，紧贴于本人足部，手术中将床调整为头高脚低位10°~15°，脚托板的放置可防止患者下滑。手术中游离胃时，使手术床左侧抬高10°~15°，有利于暴露手术野(图3)。

(4)机器人食道手术需清扫颈部淋巴结时，要防置平卧垂头仰卧位，同时垫高胸廓，此时要在患者颈椎后垫软枕，枕部托垫，不能过度牵拉颈部。

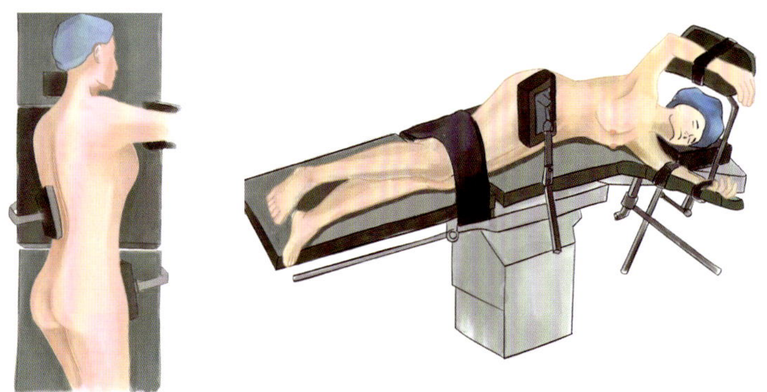

图2 食管癌手术135° 侧卧位

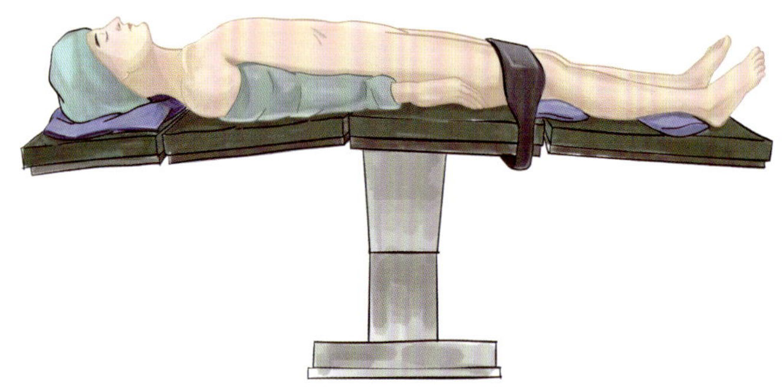

图3 食管癌手术平躺体位

2　机器人纵隔手术体位放置方法

机器人前纵隔手术45°半侧卧位的放置要求：

(1)将健侧的上肢放于搁手板上，外展小于90°。健侧近腋下肋缘处与髂脊处各放一衬有海绵垫的髂托固定。

(2)手术侧肩背部、臀部放置斜坡式海绵垫，在腰部放海绵垫，使患者上半身成45°角半侧卧位。

(3)患侧上臂放置于体侧用棉垫包裹腕部，用特制弹力绷带固定于手术床，避免牵拉过度及受压。

(4)下肢放置同普通平卧位手术体位，膝关节下方放一软垫，足跟放足跟垫，并固定下肢。

机器人后纵隔手术90°侧卧位放置方法同肺部手术，手术中可将手术床向健侧倾斜10°，有利于暴露手术野。

第四节　术中配合操作要点

1　患者的保护措施及防护用具的使用

胸外科手术一般会在麻醉后采取侧卧体位，放置体位时要和麻醉医师紧密协作、共同完成，防止因放置体位时牵拉不当引起气管插管及输液连接管脱出。麻醉后患者处于全身肌肉松弛状态，手术中暴露脏器会选择相应的体位，容易引起患者肢体过伸或受压。目前临床采用的手术体位防护用具包括：硅胶压疮垫、足跟垫、海绵软垫、棉垫、脚托板、弹力绷带、弹力约束带、可调节高度角度搁手板、髂托。

2　特殊敷料及缝线的准备

胸外科机器人手术中由于操作精细和视野放大，宜采用特殊的纱布卷(长度为5 cm、直径为7~8 mm)，需依照要求由手术护士手工制作，制作时要求表面光洁齐整，无纱布线头突出，纱布卷卷制时尽量紧实，这样更利于吸收手术视野中的渗液与血液。

机器人手术镜下所用的缝线均要剪取一定的长度，要严格根据手术及主刀医师的要求用灭菌的刻度尺精确测量后剪取。单针缝合时线长8 cm，连续缝合时线长18~20 cm，食道手术做吻合端荷包时线长采用全长。

3　不同部位的结扎钉及切割吻合器钉匣的选择

肺手术时离断肺叶时用60~3.5钉匣，断支气管用60~4.8钉匣，断肺血管用60~2.5或45~2.5及30~2.5的钉匣。

食道手术做管状胃时使用60~3.5钉匣及60~3.5可旋转钉匣。处理奇静脉弓用60~2.5钉匣。

第五节　机器人胸外科手术成员协作及问题处理

1　团队协作配合

机器人手术成员包含手术医师、助手、麻醉医师、器械和巡回护士。成员之间在长期合作的基础下形成各自明确的分工，彼此信任，配合娴熟，沟通顺畅。胸外科机器人手术由于其手术的特殊性，手术中麻醉医师完成麻醉双通道插管和维持通气及血流动力学稳定是确保手术顺利进行的重要前提。器械护士要掌握机器人机械臂、镜头臂罩的使用、镜头的转换和调试、机器人专用器械和附件的安装、各类腔镜器械的使用，并且熟悉医师的手术习惯和步骤。巡回护士在手术前需准备Da Vinci手术系统(包括系统开机、自检、机械臂就位、安装和校准镜头)，并将安装完毕的机械臂移至手术床旁相对合理的位置，方便手术Trocar定位后能快速与机械臂连接到位，巡回护士还需根据手术部位合理放置患者的手术体位，并且在整个手术过程中密切观察和保护患者。

2　机器设备问题处理

2.1　确保清晰的内镜视野

Da Vinci的镜头为双视野镜头，故手术医师看到的是双视野画面，而外部的显示屏是其中一个视野的画面。如果术中镜头被体液或高频电刀所产生的雾状气体污染，造成视野模糊时，应该及时取出镜头，用预先准备好的湿纱布擦拭镜头表面，并且在重新放置镜头前用纱布清洁Trocar孔内壁，防止内壁附着的血迹再次污染镜头。另外一种情况是由于误操作引起对焦异常，需排除误操作后重新对焦。

2.2　正确更换器械及故障排除

当手术进行到下一步手术程序时，主刀医师会告知手术团队，发出更换器械的指令，此时要将器械的腕部伸直，器械尖端稍分开，待主刀医师头部离开目镜区，器械护士接受指令后回应，再次确认主刀医师不做任何操作后，方能取出器械。手术中规范使用器械是十分重要的，团队间有效沟通也是避免患者不必要损伤、维持机器人操作系统正常工作、缩短手术时间的关键因素。

Da Vinci手术配合护士应能够处理基本的系统报警和故障。先查看屏幕上的出错信息，常见的问题如：电源连接问题；机械臂碰撞问题，可以用离合键恢复；器械在插入后报警，可以取出重新插入或更换，同时按故障恢复键。如果遇到不可恢复的故障，要查看显示屏上出错信息，将故障代码记录并通知工程师检修[1]。

如果发生机械臂相互碰撞的问题，助手及手术护士在手术过程中要及时发现，并提醒主刀医师暂停手术，调整机械臂位置，调整过程中要注意保护患者的切口皮肤，防止损伤。

3 中转开胸应急配合

术中如果遇到特殊情况需要转为开放手术，在主刀医师下达开放手术指令后，迅速准备开放手术用物(详见表4)，也可根据情况提前准备一套专用器械，助手或器械护士确认Da Vinci手术器械状态后规范撤离，紧密配合主刀医师为开放手术做好相应准备，快速提供所需物品及设备，包括头灯、超声刀、电刀，巡回护士将机器人手术系统移开手术床一定范围之外，为开放手术操作医师提供空间[2]。调整手术床角度，形成开放手术所需要的高度和角度，同时使患者肢体处于保护和约束状态。操作过程要避免患者肢体不必要的暴露，必要时使用温毯机给患者局部加热，维持患者体温在正常范围。

表4 中转开胸手术用物

手术器械	一次性用物
开放手术用的胸科器械、胸部切口牵开器(小切口自动拉钩或十字拉钩)、无影灯手柄、量筒	吸引器、电刀延长头、肺套针、2/0、0丝线、3/0、4/0、5/0非吸收聚丙烯线、超声刀、中纱布、有带纱布巾、20cm或25cm伤口敷贴、球形灌洗器

参考文献

[1] Boyong Shen, Chenghong Peng. Robotic pancreatic surgery[M]. Shanghai science and Technology Publishing House, 2014.

[2] Shumin Wang. The Robotic Thoracic Surgery[M]. China: AME Publishing Company, 2015.

(李洁，王维，钱倩健)

第十五章　胸外科机器人手术患者的术后管理

随着达芬奇机器人系统在胸外科手术中的不断应用，如何在术后护理中使这一先进手术系统的优势得以延续和放大，则显得尤为重要。达芬奇机器人手术存在创伤小、术中出血量少、患者术后恢复快等优点，相对减少了临床护理的难度和强度。同时，也对术后快速康复提出了更高的要求。

1　心理护理

由于社会上普遍对于达芬奇机器人系统手术知识缺乏，所以选择达芬奇手术的患者和家属往往存在期望过高或者抱有疑惑的态度。手术后短期内舒适度的巨大改变让患者不能从主观上感受到达芬奇手术的优势，同时家属和患者也会对经济和信任的付出没有感受到明显的益处而失望。除了术前的宣教和讲解外，护士在术后可以结合患者恢复的进程再次介绍达芬奇手术的优势和特点，用以往非达芬奇手术的各项指标来进行比较，鼓励患者增强术后康复的信心。同时可以请即将出院的达芬奇手术患者讲述自己的感受和康复经历，相同疾病相同手术的患者比较能够产生共情，容易被患者接受。

2　营养饮食

根据疾病及手术方式的不同，主要分为两大类。

2.1　非消化道手术(如肺部疾病，纵隔疾病等)

指导患者合理饮食，早期宜进食清淡、易消化的半流质(如粥类、面、馄饨等)，逐渐增加高蛋白、高热量、维生素丰富的饮食，增加营养摄入。同时注意多进食粗纤维饮食，保持大便通畅。

2.2 消化道手术(如食道疾病，贲门疾病等)

术后第1天即可进行肠内营养。营养液的输注遵循适温(37 ℃~42 ℃)，适量(每天的总量从500 mL开始逐渐增量至1500 mL~2000 mL)，速度循序渐进(50 mL/h逐渐增加到120 mL/h)，根据患者不适主诉及时调整营养液输注的速度和量。停止胃肠减压后，若无呼吸困难、胸内剧痛、患侧呼吸音减弱、高热等吻合口瘘症状时，可遵医嘱开始进食。先少量饮水，逐渐过渡至流质、半流质。术后4周左右患者无特殊不适可进较容易消化的普食。应少量多餐，细嚼慢咽，进食量不宜过多，速度不宜过快。避免生、冷、硬的食物，以免导致后期吻合口瘘。进食后2 h内勿平卧，睡眠时将床头抬高，以免引起反流。

2.3 体位

患者清醒后宜取半卧位(床头抬高30°左右)，有利于咳嗽、排痰、呼吸、引流和减轻伤口疼痛。手术之后6 h，患者进食后(不能进食的患者给予充分输液后)可在护士的协助下根据舒适度要求放置自由体位。

2.4 疼痛护理

(1)保持病房的安静，保证患者有充足的时间休息，协助采取舒适的体位。

(2)教会患者床上活动的方法，如改变体位时，用手固定好胸部引流管，避免移位而刺激胸膜，咳嗽时亦可用手护住胸部及引流管，减少咳嗽活动所引起的胸部扩张、胸膜受牵拉导致胸痛。

(3)指导患者自我放松，如听一些轻缓的音乐，采用腹式深呼吸等。

(4)遵医嘱应用止痛药物，观察有无呼吸抑制的征象。

(5)由于达芬奇手术创面渗出较少，术后可以早期拔除引流管，避免引流管的牵拉等因素造成患者的疼痛。

2.5 气道护理：

(1)密切观察呼吸形态、频率和节律，听诊双肺呼吸音是否清晰，有无缺氧征兆。

(2)术后第一天每1~2 h鼓励患者深呼吸，或者使用呼吸训练器，促使肺膨胀，协助患者坐起咳痰，给予患者拍背(在脊柱两侧，从肺底到肺尖，自下而上，从外到内，五指并拢空心拳敲打患者背部，频率大约每秒2~3次)或使用排痰仪。痰液不易咳出时可按压患者气管诱发咳嗽，或者行环甲膜穿刺向气管内注入生理盐水引起咳嗽。

(3)加强雾化吸入，以稀释痰液易于咳出。

(4)对于痰多、咳嗽无力的患者，必要时可以经纤维支气管镜吸痰。

2.6 导管护理：

2.6.1 胸部引流管[1]

(1)保持有效的引流：定时观察引流管内的水柱是否随呼吸上下波动，保持引流通畅。

(2)引流瓶应低于患者切口平面。

(3)妥善放置及固定，防止引流瓶倾斜，留出适宜长度的引流管，既要便于患者的翻身活动，又要避免扭曲受压。

(4)观察引流液的色、质、量及有无气体排出并准确记录。如连续3 h每小时出血>200 mL，提示有活动性出血，应及时通知医生。

(5)严格执行无菌操作。

(6)保持引流管的密闭性：当搬动患者需要将引流瓶放置于高过切口平面及更换胸引瓶时，需短时间用2把血管钳交叉夹紧引流管，防止液体倒流。其他情况可无需夹管。当存在胸腔漏气时，防止因夹管而造成患者气胸及肺不张。若引流管不慎滑出，嘱患者呼气的同时，用凡士林纱布及胶布封闭引流口并通知医生。

(7)拔管：引流24~72 h后，无气体溢出或液体明显减少且颜色变浅，24 h引流量<100 mL~300 mL，脓液<10 mL，胸片提示肺膨胀良好无漏气，患者无呼吸困难即可拔管。

2.6.2 空肠造瘘管、鼻饲管

(1)预防误吸：妥善固定导管，取半卧位，以防营养液反流和误吸；加强观察，若患者突然出现呛咳或咳出类似营养液的痰液，应疑有鼻饲管移位致误吸的可能，应鼓励患者咳嗽，以排出吸入物，必要时经鼻导管或气管镜清除吸入物。

(2)避免黏膜和皮肤的损伤：长期留置者，可因鼻咽部黏膜长时间受压而产生溃疡，应每天用生理盐水润滑鼻腔黏膜。

(3)定时冲洗，保持通畅。

(4)定时观察造瘘管的置管情况和周围皮肤，如发现有渗出或滑出，及时暂停空肠营养液并通知医生。

2.6.3 胃管

(1)妥善固定胃管，防止脱出。

(2)严密观察引流量、性状，并准确记录。术后6~12 h内可从胃管内抽吸出少量血性或咖啡色液体，以后引流液颜色将逐渐变浅。若引流出大量血性液体，患者出现烦躁、血压下降、脉搏增快、尿量减少等，应考虑吻合口出血，需立即通知医生并配合处理。

(3)预防胃管不通畅，可用少量生理盐水冲洗并及时回抽。

(4)胃管脱出后应严密观察病情，不应再盲目插入，以免刺穿吻合口，造成吻合口瘘。

2.7 并发症的观察和护理

由于达芬奇机器人手术系统的精确性等优势，可以减少患者术后并发症的发生。除了胸外科疾病手术后的常规并发症外，由于达芬奇机器人系统的特殊性，会可能存在下列并发症。

2.7.1 术后出血

由于达芬奇机器人系统缺乏触觉压力反馈，可能会发生术中由于过度牵拉组织而造成血管撕裂引起出血，这种情况往往不易察觉。术后需要严密观察引流液的情况以及患者的生命体征和主诉[2-5]。

2.7.2 高碳酸血症

达芬奇机器人系统手术由于气腹的建立，CO_2潴留，术后易发生酸中毒、皮下气肿等，术后应密切观察患者的神志、呼吸频率，加强呼吸道管理，促进CO_2排出[2-5]。

2.8 功能锻炼，早期康复

手术过程中对于手术置管周围的血管、肌肉及神经会有一定程度的损伤和破坏，再加上疼痛使患者术后出现肩部僵硬、肌肉萎缩、上肢功能障碍等，另外，患者长时间卧床如不及早干预还会导致肩关节强直、失用性萎缩以及各种并发症，如肺不张、压疮、便秘、深静脉血栓等，解决这些问题最有效的办法就是鼓励和协助患者早期活动[6]。

2.8.1 早期卧床活动

术后患者处于清醒状态后，可以开始做五指的握拳和裸泵运动(图1)，5~10 s放松一次，按个体承受能力逐渐增加，每日3次，此动作可以促进血液循环，改善肢体麻木，促进下肢静脉回流，预防深静脉血栓。

2.8.2 肩部运动(图2)

(1)术后患者完全清醒后，开始做五指同时屈伸、握拳运动，每次3~5 min，每日3次。

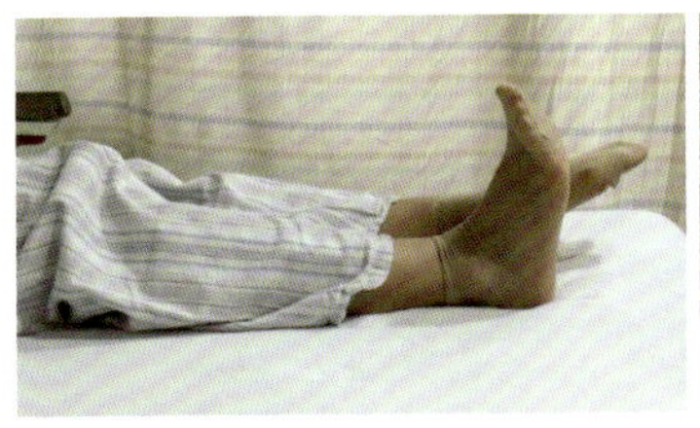
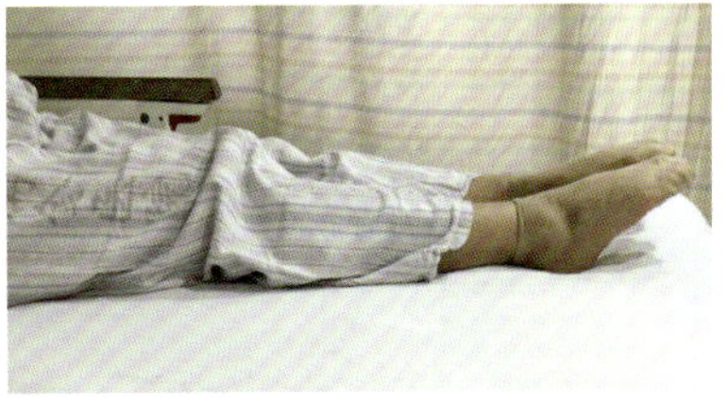

图1　踝泵运动

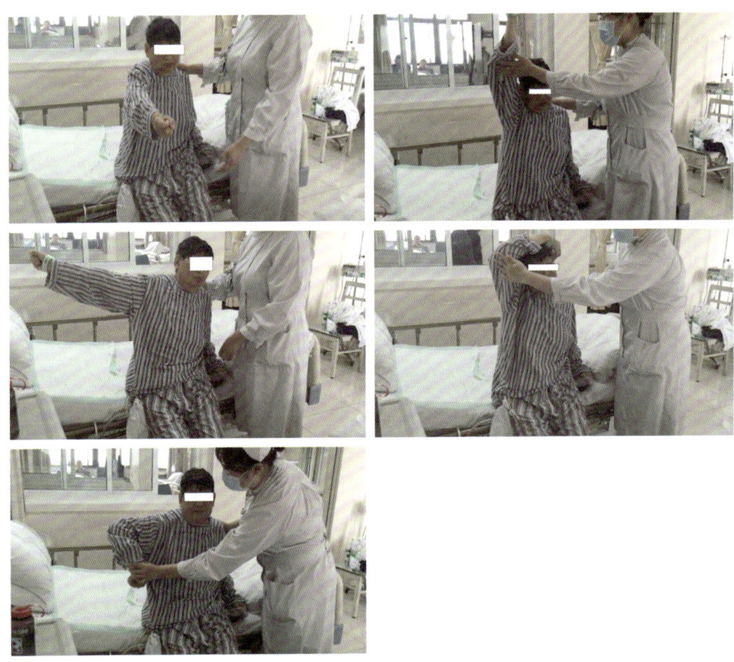

图2　肩部运动

(2)术后第1天开始肘部屈伸运动，清晨用患侧手刷牙、洗脸、就餐时用患侧手持碗、杯；梳头运动，颈部不要倾斜，肘部抬高，保持自然位置每次3~5min，每日3次；上臂运动，运动时为保护患侧上肢，用健侧手拖住肘部，做上肢上举过头运动，每次3~5 min，每日3次；肩膀运动逐步将患侧手放于枕部，触摸对侧耳朵。开始时用健侧手予以协助，逐渐将患侧手越过头顶，触摸对侧耳朵每次3~5 min，每日3次。

(3)术后第2天开始综合运动，包括摆臂运动、双手左右大幅度运动。为避免患侧与健侧产生太大差别，应共同用力。上肢上举动作、双上肢交替上举、煽动臂膀运动、双手十指在脑后叠加，两肘在前面开合，保持两肘高度一致，并向后大范围展开，每项运动每次3~5 min，每日3次。

2.8.3 下床活动

术后第1天，在患者生命体征平稳的情况下，协助患者下床活动。

(1)下床前准备：整理患者身上的导管并做好固定，胸引瓶由协助者提拎，注意所有引流管都要置于出口平面以下，防止引流液反流。

(2)起床方式：让患者平躺或半坐卧位下，靠双手支撑床，并平移身体于床边，对疼痛耐受佳的患者可由协助者辅助患者侧身，让患者下肢慢慢移下床，由单侧手臂施力使自己坐于床边。对于疼痛耐受性较差的患者，由辅助者托其颈部，使其坐起，再慢慢将腿移至床下，坐于床边。在患者坐起后询问患者有无头晕等不适主诉，若无，根据起床三部曲进行活动(醒后30 s坐起，床边坐30 s再站立，站立后30 s再行走)。起床的过程中，由于活动改变了体位，患者往往会出现咳嗽等情况，如果出现以上情况，因暂停行走，并协助患者拍背，使其可以顺利将痰液排出后再进行活动。

参考文献

[1] 吴蓓雯.肿瘤专科护理[M].北京：人民卫生出版社，2012：208-240.

[2] 罗元媛，韩婷. 22例经达芬奇-s外科手术辅助系统行纵隔肿物切除术后患者的护理[J]. 实用临床医药杂志，2015，19(4)：47-49.

[3] 孔萍萍，许品，马艳楠等. 36例经达芬奇机器人行胸腺切除术患者的术后护理[J]. 护理学报，2013，20(6)：29-31.

[4] 董国华，易俊，李好，等. 达芬奇机器人胸腺切除术31例分析[J]. 中华临床医药杂志，2012，6(7)：1716.

[5] Herron DM, Marohn M; SAGES-MIRA Robotic Surgery Consensus Group. A consensus document on robotic surgery[J]. Surg Endosc, 2008, 22(2): 313-325; discussion 311-312.

[6] Wilmore DW, Kehlet H. Management of patients in fast track surgery[J]. BMJ. 2001, 322(7284): 473-476.

(胡琰霞，浦佳洁，吴蓓雯)

机械臂的摆放定位，由于机械臂的数量较多(3~4个)，加上其操作关节有7个角度的活动度，所以切口的选择及机械臂的摆放至关重要，关乎到机械臂间是否会发生碰撞。

随后，学员可从一助开始，在术者指导下进行患者体位摆放、切口布置、机械臂的摆放、各种器械的更换等操作。这一过程有利于学员进一步适应机器人工作环境、领会术者的手术意图，并对机器人系统的功能和局限性有更深的认识。

最后，在有经验的医师的监督指导下，坐在控制台亲自操作，反复体会机器人控制下的分离、切割和缝合技术，从易到难，直至独立完成手术。

此外，我们还组织了每月一次沙龙形式的“单孔胸腔镜及达芬奇机器人手术观摩精品班”，邀请全国各地的胸外科同道来我院参观机器人辅助胸外科手术，在手术过程中介绍、推广这一新技术，术后互相交流、取长补短，以求共同进步。

参考文献

[1] 王天佑.我国胸外科发展趋势与分会的任务[J].中国肺癌杂志，2014，17(7)：515-517.

[2] Toker A, Özyurtkan MO, Demirhan Ö, et al. Lymph Node Dissection in Surgery for Lung Cancer: Comparison of Open vs. Video-Assisted vs. Robotic-Assisted Approaches[J]. Ann Thorac Cardiovasc Surg, 2016, 10. [Epub ahead of print]

[3] Bendixen M, Jørgensen OD, Kronborg C, et al. Postoperative pain and quality of life after lobectomy via video-assisted thoracoscopic surgery or anterolateral thoracotomy for early stage lung cancer: a randomised controlled trial[J]. Lancet Oncol, 2016, 17(6): 836-844.

[4] Yang HX, Woo KM, Sima CS, et al. Long-term Survival Based on the Surgical Approach to Lobectomy For Clinical Stage I Nonsmall Cell Lung Cancer: Comparison of Robotic, Video-assisted Thoracic Surgery, and Thoracotomy Lobectomy[J]. Ann Surg, 2016, 22. [Epub ahead of print]

[5] Wang H, Feng M, Tan L, et al. Comparison of the short-term quality of life in patients with esophageal cancer after subtotal esophagectomy via video-assisted thoracoscopic or open surgery[J]. Dis Esophagus, 2010, 23(5): 408-414.

[6] Osugi H, Takemura M, Higashino M, et al. A comparison of video-assisted thoracoscopic oesophagectomy and radical lymph node dissection for squamous cell cancer of the oesophagus with open operation[J]. Br J Surg, 2003, 90(1): 108-113.

[7] Liu C, Pu Q, Guo C, et al. Non-grasping en bloc mediastinal lymph node dissection for video-assisted thoracoscopic lung cancer surgery[J]. BMC Surg, 2015, 15:38

[8] 李辉.胸腔镜外科医师规范化培训新模式的探索[J].卫生职业教育，2011，4：136-137.

(陈醒狮)

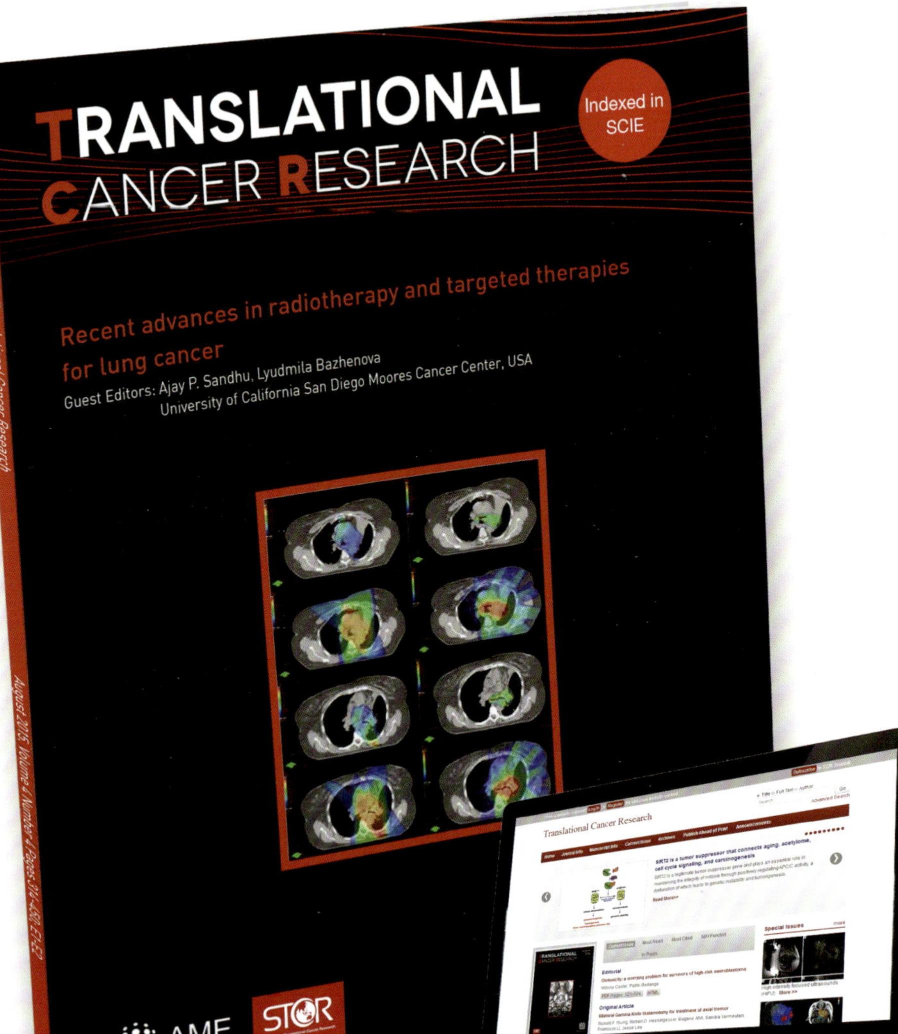

TRANSLATIONAL CANCER RESEARCH
Indexed in SCIE
Recent advances in radiotherapy and targeted therapies for lung cancer
Guest Editors: Ajay P. Sandhu, Lyudmila Bazhenova
University of California San Diego Moores Cancer Center, USA
Translational Cancer Research
AME Publishing Company
STOR
Translational Cancer Research

AME Journals

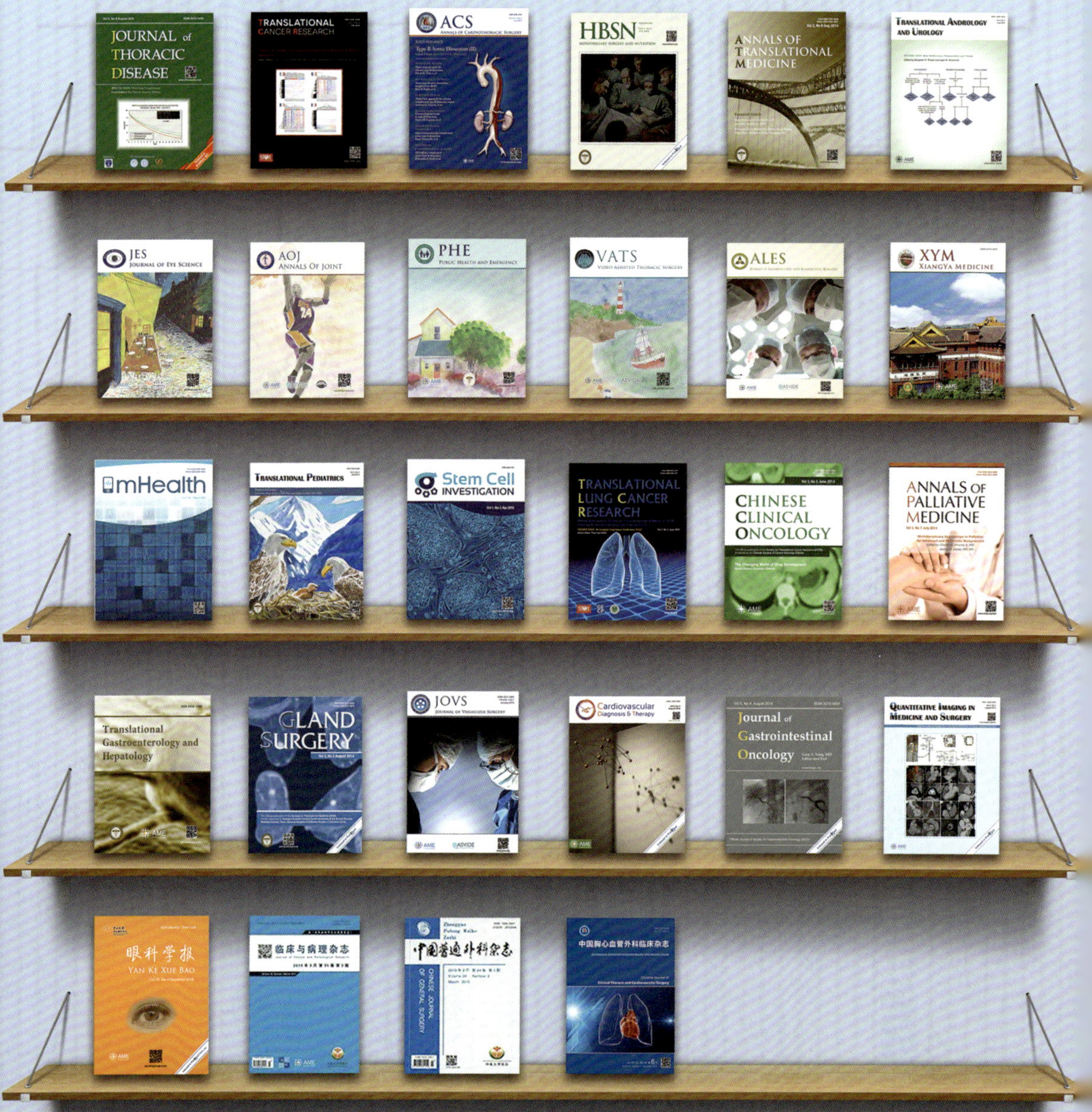

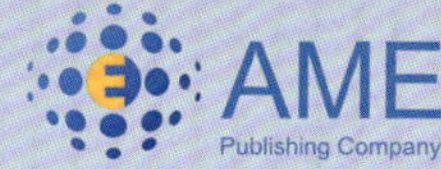

update on August 31, 201

AME BOOKS

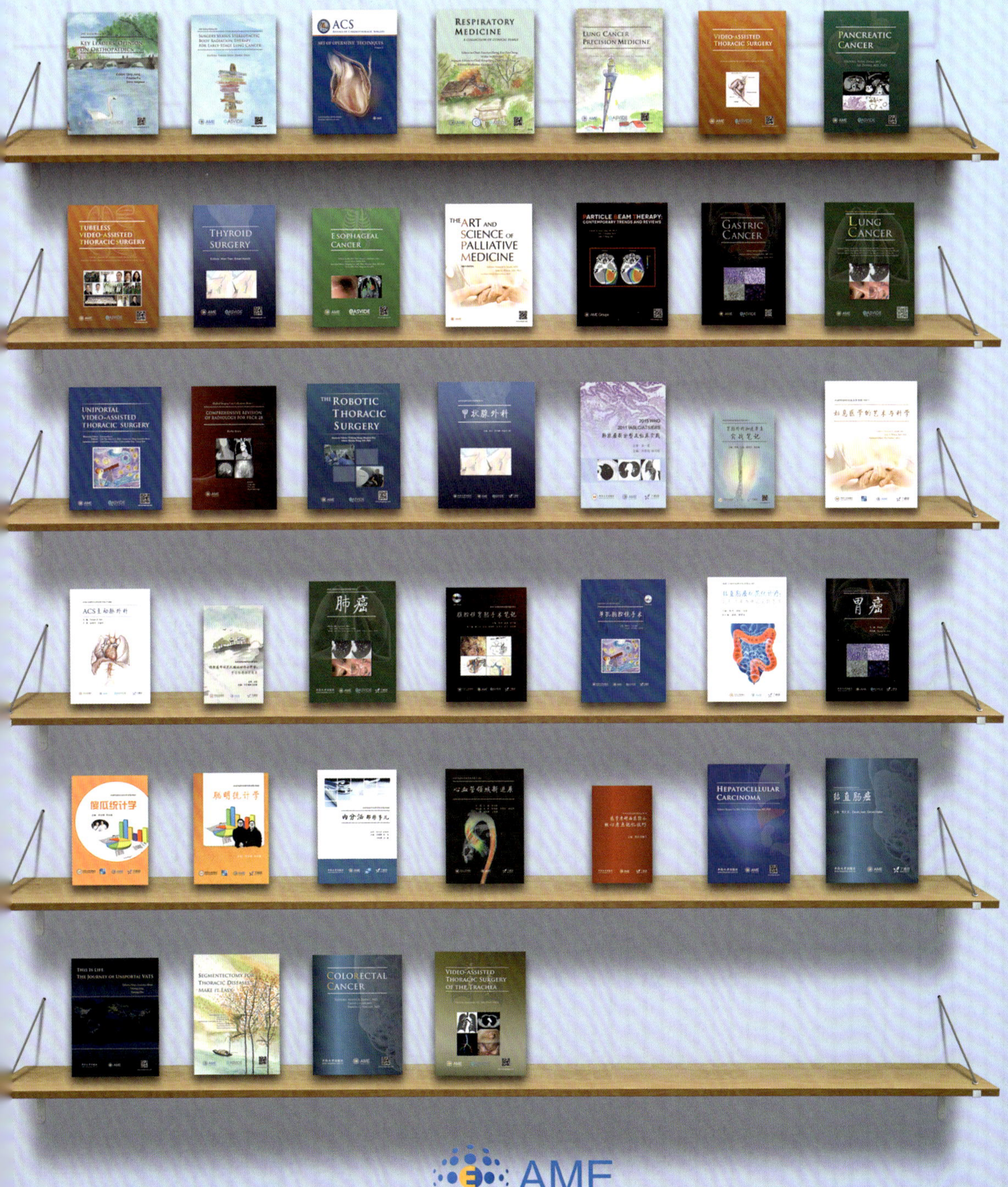

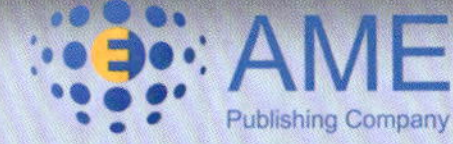

update on August 31, 2016